مركز القانون العربي والإسلامي
Centre de droit arabe et musulman
Zentrum für arabisches und islamisches Recht
Centro di diritto arabo e musulmano
Centre of Arab and Islamic Law

CIRCONCISIONE
Il complotto del silenzio

Sami A. Aldeeb Abu-Sahlieh

Questo libro può essere acquistato presso
www.amazon.com
2014

Il Centro di diritto arabo e musulmano
Fondato nel maggio 2009, il Centro di diritto arabo e musulmano offre delle consultazioni giuridiche, delle conferenze, delle traduzioni, delle ricerche e dei corsi sul diritto arabo e musulmano e le relazioni tra musulmani e occidentali. Permette, inoltre, di scaricare gratuitamente dal sito www.sami-aldeeb.com un buon numero di scritti.

L'autore
Sami A. Aldeeb Abu-Sahlieh: Cristiano d'origine palestinese. Cittadino svizzero. Dottore in legge. Abilitato a dirigere ricerche (HDR). Professore delle università (CNU-Francia). Responsabile del diritto arabo e musulmano all'Istituto svizzero di diritto comparato (1980-2009). Visiting professor in varie università in Francia, Italia e Svizzera. Direttore del Centro di diritto arabo e musulmano. Autore di tanti libri e di una traduzione francese, italiana e inglese del Corano.

Edizioni
Centre de droit arabe et musulman
Ochettaz 17
Ch-1025 St-Sulpice
Tel. fisso: 0041 [0]21 6916585
Tel. portabile: 0041 [0]78 9246196
Sito: www.sami-aldeeb.com
Email: sami.aldeeb@yahoo.fr

Sommario

Osservazioni generali

Trascrizione

L'alfabeto arabo si presta a varie forme di trascrizione. Evito la forma erudita troppo complicata per un lettore non specializzato. Do le equivalenze di alcune lettere arabe:

'	ع + ء	gh	غ
kh	خ	u + w	و
d	د + ض	i + y	ي
dh	ذ + ظ	t	ت + ط
sh	ش	h	ح + ه‍
s	س + ص	j	ج

Non farò alcuna distinzione tra le vocali lunghe e le vocali brevi, né tra gli articoli determinativi *shamsi* e *qamari* (scriverò *al-shari'ah* e non *ash-shari'ah*).

Citazioni della Bibbia e del Corano

Le citazioni dall'Antico Testamento e dal Nuovo Testamento sono tratte dalla *Bibbia di Gerusalemme* (http://www.castrovilli.altervista.org/). Quelle dal Corano sono tratte soprattutto dalla traduzione di Hamza Piccardo (http://www.Corano.it/menu_sx.html) e da quella di Gabriele Mandel: *Il Corano*, traduzione e apparati critici, UTET, Torino, 2004, comparate all'originale arabo. Le cifre tra parentesi nel testo e nelle note senza altra menzione rinviano alla classificazione del Corano secondo l'edizione del Cairo del 1923. Questa classificazione differisce da quella dell'edizione di Flügel del 1834 a volte adottata dagli orientalisti. La lingua araba non fa una distinzione tra le lettere maiuscole e minuscole. Certe traduzioni usano la maiuscola per gli aggettivi e i pronomi che rinviano a Dio. Abbiamo evitato questo uso

Note e bibliografia

Per non appesantire inutilmente le note, cito il nome dell'autore e talvolta i primi elementi del titolo. Il lettore troverà alla fine del libro tutti i dati bibliografici completi. Eccetto indicazione contraria, le date che appaiono in questo libro rinviano all'era cristiana. Indico per quanto possibile la data del decesso delle persone che cito, tanto nel testo che nella bibliografia, in modo che il lettore possa situarle nel tempo.

Abbreviazioni e glossario dei termini non spiegati

1 Co	Prima epistola di Paolo ai Corinzi
1 R	Primo libro dei Re

At	Atti degli Apostoli
D. (v.)	Deceduto (verso)
Es	Esodo
Ez	Ezechiele
Fatwa	Decisione religiosa
Fi	Epistola di Paolo ai Filippesi
Ga	Epistola di Paolo ai Galati
Is	Isaia
Lv	Levitico
Mt	Vangelo secondo Matteo
Muftì	Persona che emette una fatwa (decisione religiosa)
OMS	Organizzazione mondiale della sanità
ONG	Organizzazione non governativa
Rm	Lettera di Paolo ai Romani
S.d.	Senza data d'edizione
S.l.	Senza luogo d'edizione
Sunnah	Tradizione
Tt	Epistola di Paolo a Tito
V.	Si veda, si vedano

Introduzione

Una grande folla di uomini, donne e bambini, si era radunata fuori della casa del nostro vicino musulmano. Sono stati distribuiti dolci, mentre risuonava, mescolato con grida acuti di bambini, i canti delle donne dentro e fuori la casa. Ho chiesto ai miei genitori: Che cosa sta succedendo? Perché i bambini gridano dentro? È perché alcuni bambini sono privati di caramelle? Mi hanno allora spiegato che i bambini sono stati circoncisi. Avevo cinque anni. Ho così partecipato a una circoncisione senza capirne il significato a causa della mia età e la mia appartenenza a una famiglia cristiana che non circoncide i suoi figli. Ricordo ancora, nonostante gli anni e le distanze che mi separano da questo evento: una festa in cui alcuni sono felice, mentre altri piangono!

Nel 1993, ho dato la mia prima conferenza sulla circoncisione su invito dell'associazione libico Nord-Sud come parte di un simposio sui diritti dell'infanzia organizzato in collaborazione con il Dipartimento di Sociologia dell'Università di Ginevra. Al termine del mio intervento, la metà dell'aula ha applaudito mentre l'altra metà era infuriata. Il presidente libico dell'Associazione Nord-Sud ha detto che gli sembrava che l'intervenente aveva dimenticato l'episodio di Salman Rushdie, attaccando le credenze religiose degli altri. Gli ho risposto che la mia intenzione non era quella di attaccare le credenze degli altri, ma di difendere i bambini. Vedendo che una parte dell'udienza era nel mio favore, si è scusato.

Il 7 agosto 1994, durante la Conferenza delle Nazioni Unite sulla popolazione e lo sviluppo che aveva luogo in Cairo, la CNN ha trasmesso un film sulla circoncisione di una ragazza da un barbiere in Cairo. Questo film ha scatenato onde d'urto tra i politici, le autorità religiose e gli intellettuali egiziani. È stato seguito da posizioni contraddittorie assunte dalle alte autorità religiose musulmane. Queste posizioni contraddittorie sono state accoppiate con una contraddizione non meno sconvolgente. In effetti, la conferenza delle Nazioni Unite, pur condannando la circoncisione femminile, era silenziosa sulla circoncisione maschile. Nessuna ONG ne ha parlato e la CNN era attenta a non tracciare un parallelo tra la circoncisione femminile e la circoncisione maschile. Ora, negli Stati Uniti, circa 3300 bambini sono quotidianamente circoncisi. Perché si condanna la circoncisione femminile senza denunciare la circoncisione maschile?

Nel luglio 2002, ho visitato un centro di studi aborigeni presso l'Università di Brisbane, in Australia. Volevo avere informazioni sulla circoncisione maschile e la circoncisione femminile in questa comunità. Il direttore del centro, Michael Williams, e la vice direttrice, Jackie Huggins, entrambi aborigeni, hanno rifiutato di rispondere alle mie domande, sostenendo che non avevano il diritto di divulgare informazioni sulle loro norme religiose e che si ammalerebbero se lo facessero.

Secondo loro, le loro norme religiose sono più importanti della libertà della ricerca accademica.

Invitato da Clio, ho dato a Parigi il 28 e il 29 Ottobre 2002 due conferenze sotto il titolo "Studio del rito millennio della circoncisione". Il primo giorno, tre donne ebree lasciarono la sala in segno di protesta contro la mia presentazione di questa pratica nella loro comunità. Il giorno dopo sono tornate con due uomini che mi hanno messo in guardia che la loro presenza era a controllarmi.

Ovunque ci troviamo in fronte alla legge dell'omertà che circonda queste pratiche che mutilano ogni anno quindici milioni di bambini e bambine. Dal 1993 non ho smesso di lottare nelle mie lezioni, nei miei scritti e nelle mie interviste per rompere quest'omertà. Nel 2001, ho pubblicato da L'Harmattan, i risultati della mia ricerca in un grande libro "La circoncisione maschile - La circoncisione femminile", sulla base di 600 fonti in cinque lingue, pubblicato anche in inglese e in arabo. Questo piccolo libro è all'intenzione del pubblico per mobilitarlo contro queste due pratiche primitive e barbare.

Capitolo 1.
Terminologia, istrumenti e mappe

La lingua ebraica utilizza il termine *milah* per designare la circoncisione. Questo termine significa taglio. La lingua araba utilizza per la circoncisione tanto maschile che femminile il termine *khitan*, *'idhar* e *khifad*, e quest'ultimo designa soprattutto la circoncisione femminile. L'arabo popolare adopera *tahara*, *tihar* o *tuhur*. Ciò significa "purificazione".

In Occidente, si utilizzano il termine *circoncisione* per i ragazzi e le ragazze, e per le ragazze i termini *eccisione* e *infibulazione*, e quest'ultimo termine designa la forma la più grave di mutilazione sessuale femminile. Ma una conferenza sulle pratiche tradizionali, organizzata nel 1990 ad Addis Abeba, ha deciso di utilizzare il termine *mutilazioni sessuali femminili* al posto dei termini *circoncisione femminile* ed *eccisione*. Questi ultimi vengono associati al termine *circoncisione maschile*, e non descrivono pienamente le peculiarità della loro pratica. Questa decisione fu confermata dall'OMS nel 1995[1]. In seguito, gli scritti arabi pubblicati in Egitto, riportarono la traduzione letterale di queste pratiche: *batr al-a'da' al-jinsiyyah lil-inath*, addirittura *al-tashwih al-jinsi li-inath* (deformazione sessuale femminile), o *al-intihak al-badani lil-inath* (attentato all'integrità fisica femminile).

In seguito a questo cambiamento di terminologia, i contrari alla circoncisione maschile si sono affrettati ad utilizzare l'espressione *mutilazione sessuale maschile*, al posto di *circoncisione*. Così, mentre nei primi tre simposi internazionali del NOCIRC, del 1989, 1991 e 1994, si utilizzava il termine *circoncisione*, nei successivi, del 1996 e 1998, si utilizzò il termine *mutilazioni sessuali*.

In quanto a noi, preferiremo i termini *circoncisione maschile* e *circoncisione femminile*. Ma prima di entrare nel vivo dell'argomento, bisogna segnalare che esistono quattro tipi di circoncisione maschile:

- Primo tipo: amputazione totale o parziale della pelle del pene che sovrasta il glande. Questa pelle è chiamata prepuzio.

- Secondo tipo: amputazione del prepuzio che sovrasta il glande e poi della membrana del prepuzio (pelle tra il taglio e il glande). Questo tipo di circoncisione è praticato dagli ebrei; la prima operazione è chiamata *milah* e la seconda, *periah*.

- Terzo tipo: scorticamento totale della pelle del pene e talvolta della pelle della borsa scrotale. Questa forma di circoncisione, chiamata in

---

[1] Mutilations sexuelles féminines: rapport d'un groupe de travail, p. 5.

arabo *salkh*, è praticata presso certe tribù del sud dell'Arabia e dell'Africa nera.

- Quarto tipo: fessura dell'uretra, e creazione di un'apertura somigliante alla vagina femminile. Chiamato *subincisione*, questo tipo di circoncisione è praticato ancora dagli aborigeni dell'Australia.

Speculari a queste quattro forme di circoncisione maschile, ci sono quattro forme di circoncisione femminile:

- Primo tipo: eccisione totale o parziale del prepuzio (copertura del clitoride).

- Secondo tipo: eccisione totale o parziale del prepuzio e del clitoride.

- Terzo tipo: eccisione totale o parziale del prepuzio e del clitoride, ed eccisione parziale o totale delle piccole labbra.

- Quarto tipo: eccisione totale o parziale degli organi sessuali esterni, e sutura/restringimento dell'orifizio vaginale (infibulazione).

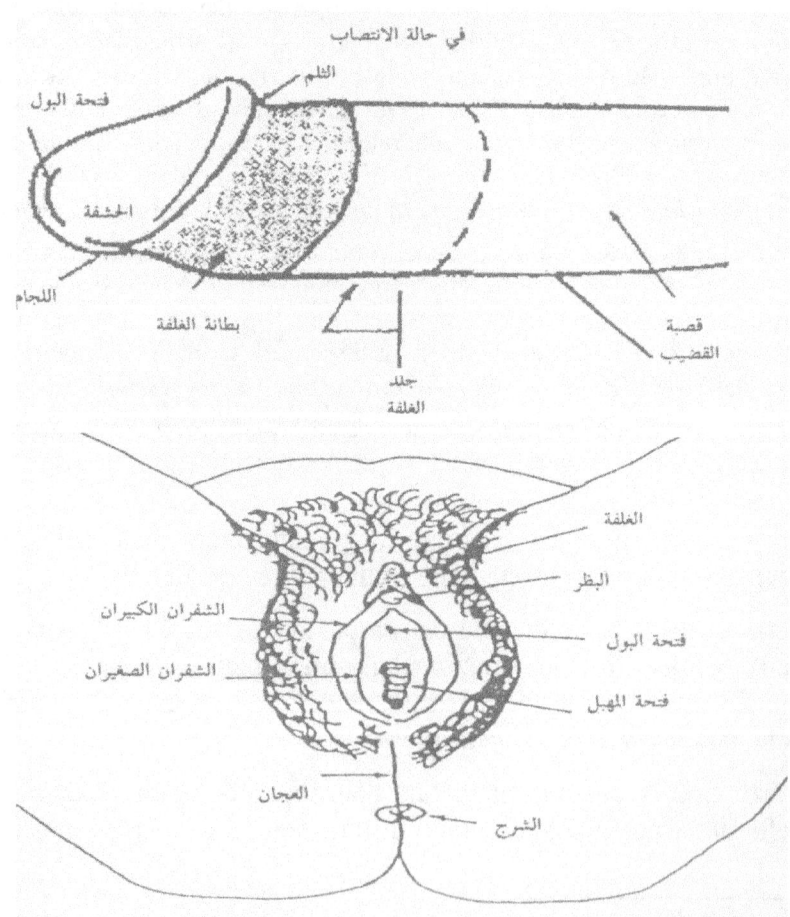

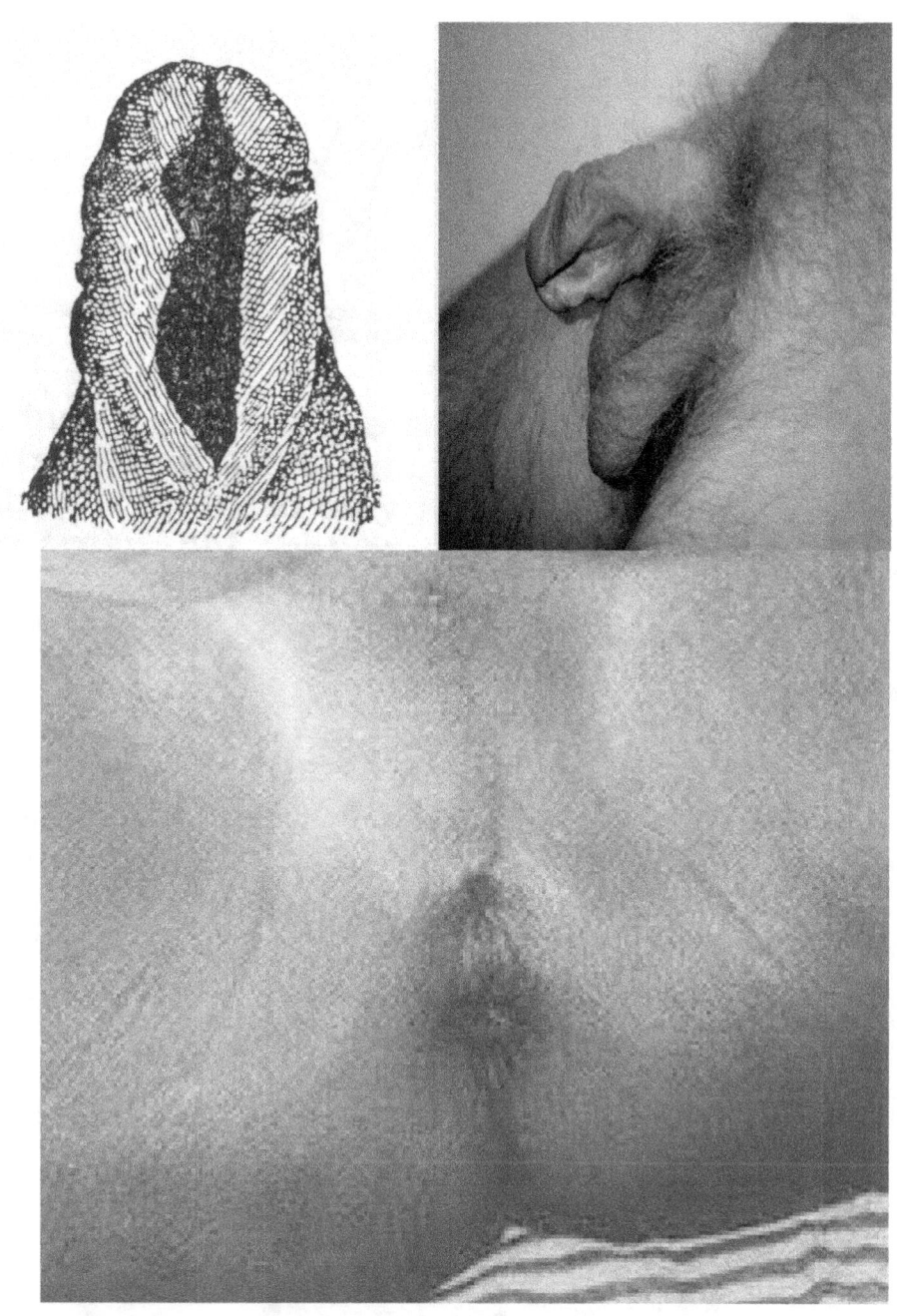

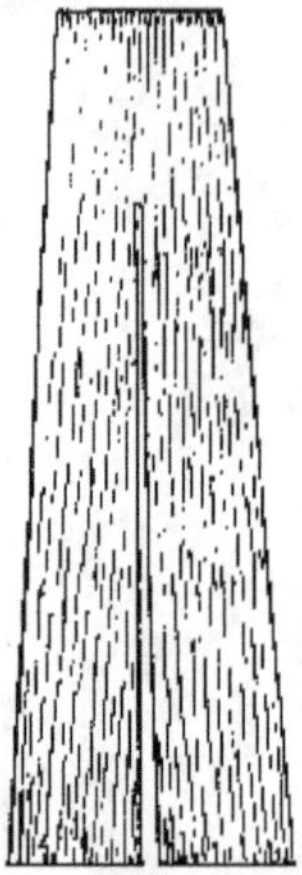

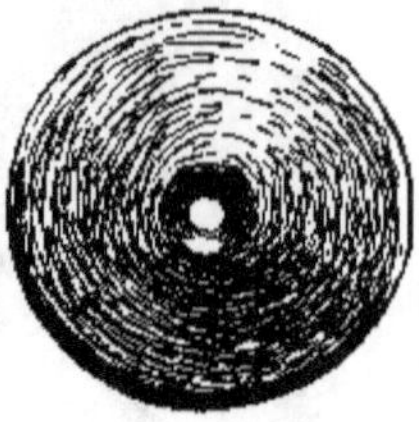

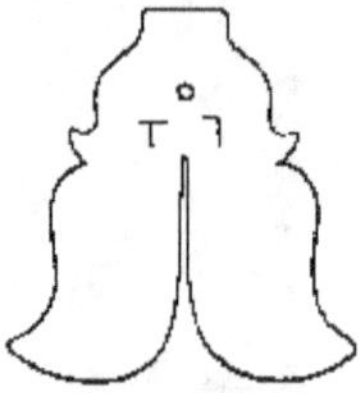

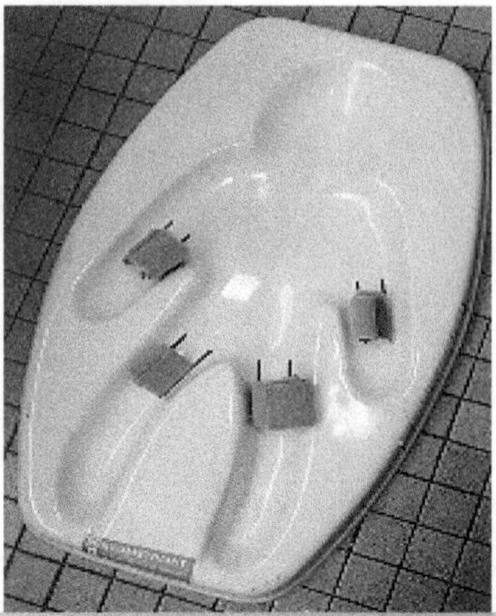

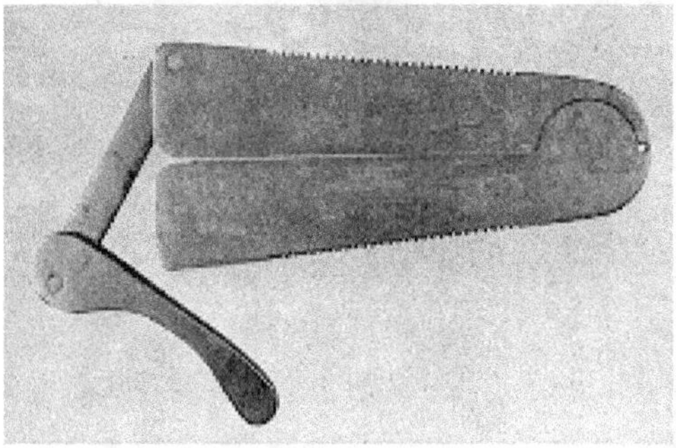

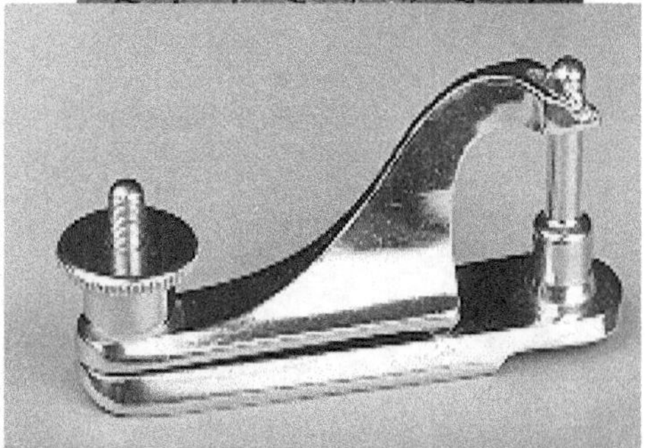

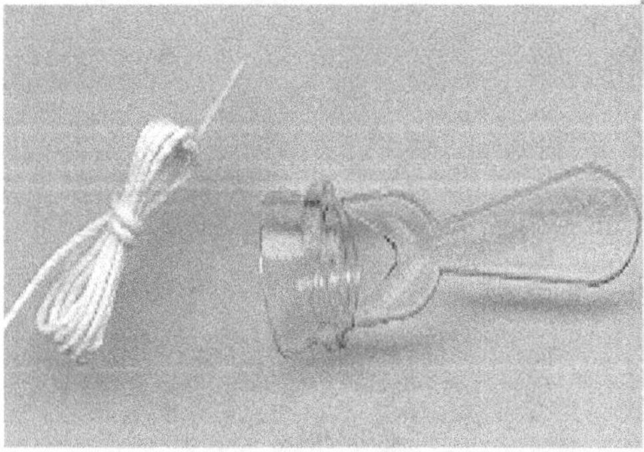

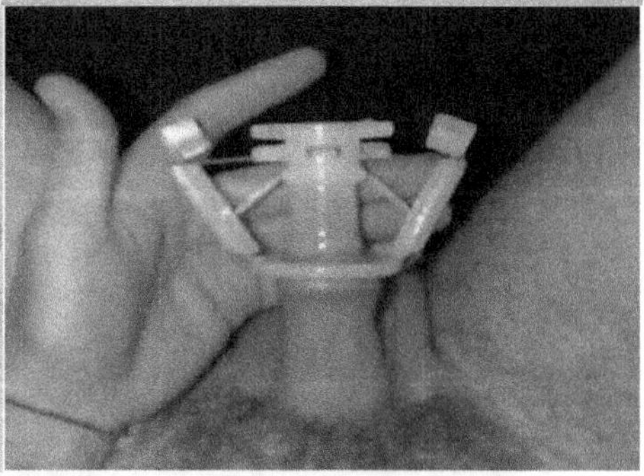

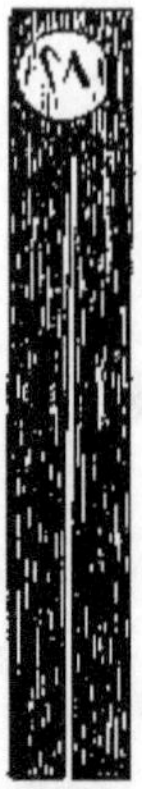

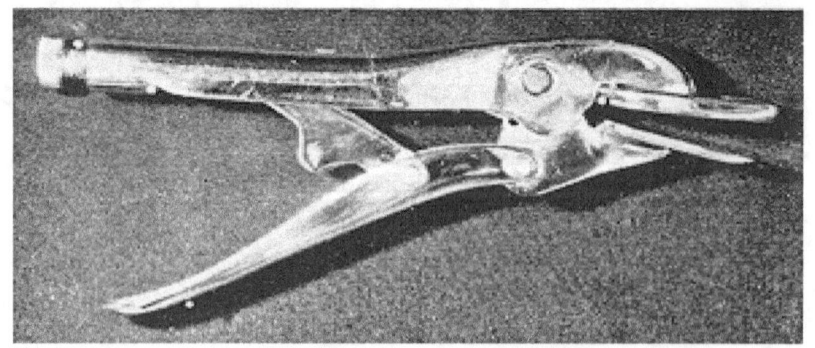

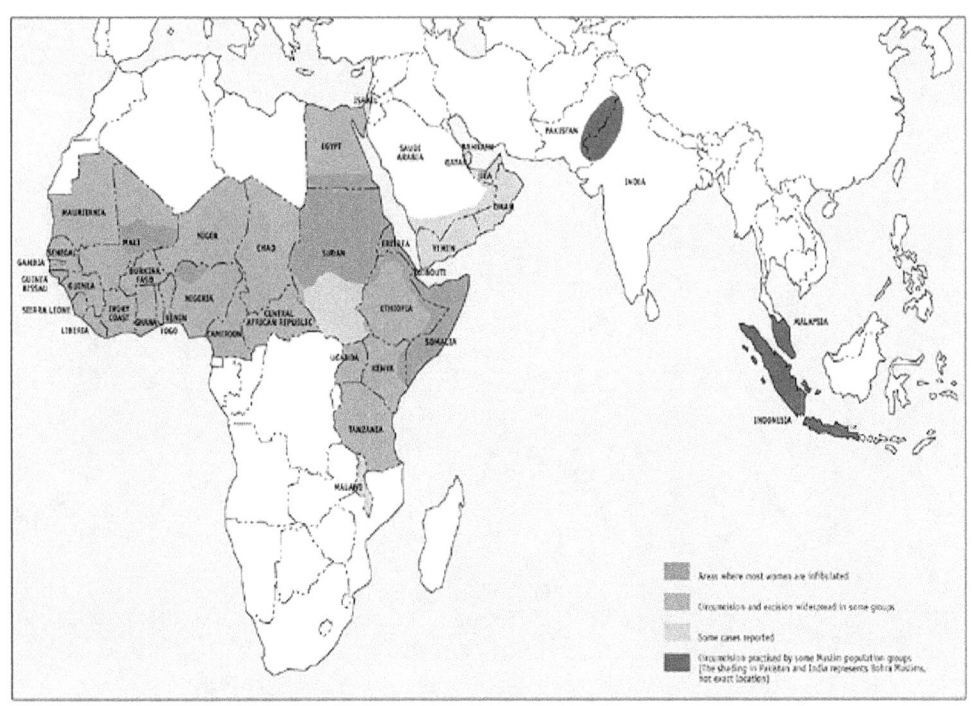

Areas where most women are infibulated

Circumcision and excision widespread in some groups

Some cases reported

Circumcision practised by some Muslim population groups [The shading in Pakistan and India represents Bohra Muslims, not exact location]

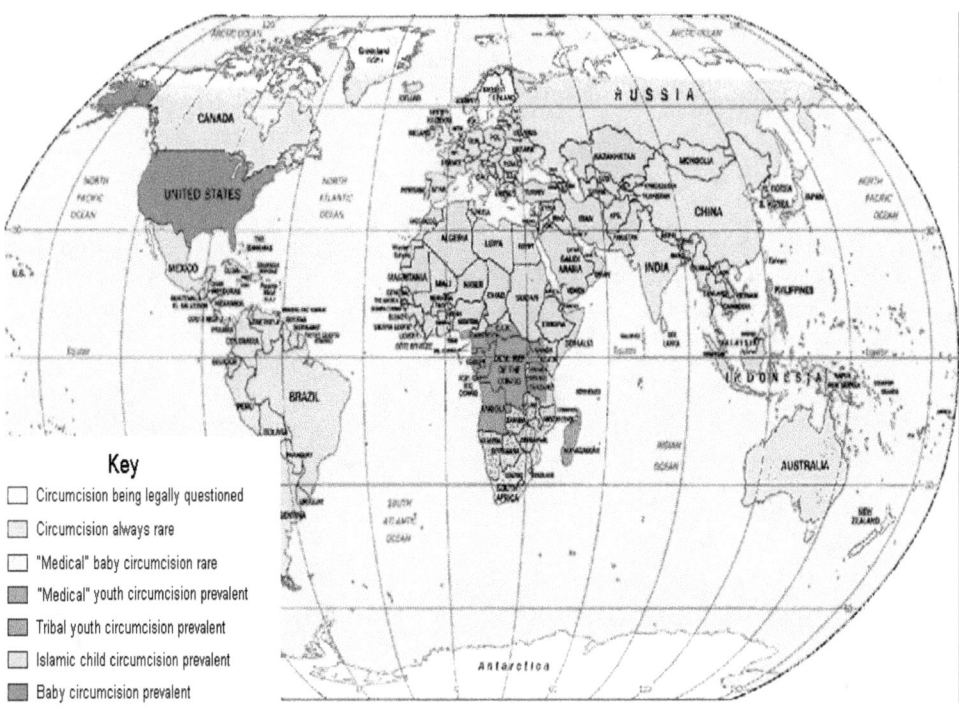

Key

☐ Circumcision being legally questioned

☐ Circumcision always rare

☐ "Medical" baby circumcision rare

☐ "Medical" youth circumcision prevalent

☐ Tribal youth circumcision prevalent

☐ Islamic child circumcision prevalent

☐ Baby circumcision prevalent

Capitolo 2.
L'antico Egitto

Basandosi sul Vangelo apocrifo di Barnaba[1], gli autori musulmani moderni considerano che la circoncisione sia stata praticata da Adamo, dopo essere stato espulso dal Paradiso. Essendo stata abbandonata dai figli di Adamo, Dio l'ha ristabilita con Abramo[2]. Questo entra in conflitto con i detti ebraici, ripresi dai musulmani, secondo cui Adamo e Abramo nacquero circoncisi.

Se si lasciano da parte queste credenze non verificabili, si costata che le più antiche testimonianze in merito alla pratica della circoncisione maschile, risalgono ad un periodo anteriore a quello in cui visse Abramo, e provengono dall'Egitto.

Una stele trovata a Naga Al-Deir, datata ventitreesimo secolo avanti Cristo, menziona che un funzionario del re era stato circonciso, assieme ad altre centoventi persone. Su un masso della tomba di Mereri, a Dendera, il proprietario della tomba lascia detto: "Ho seppellito i loro vecchi e circonciso i loro giovani". Nel ventesimo secolo avanti Cristo, Sinoserit I dice che il Dio Sole l'aveva nominato padrone degli uomini, quando era ancora fanciullo, prima di perdere il suo prepuzio. Verso il diciannovesimo secolo avanti Cristo, il governatore Khanobohotim II dice che prima di essere stato circonciso, suo padre era governatore.

Un'incisione della VI Dinastia (2323-2150 avanti Cristo), trovata sulla tomba dell'architetto reale Ankhmahor, a Saqqarah, mostra due scene relative a due giovani che stanno subendo la circoncisione[3]. Nella scena di destra, quello che opera è seduto davanti a un giovane in piedi mettendo la sua mano sinistra sulla testa dell'operatore. Quest'ultimo applica qualche cosa ai genitali del giovane, per rendere l'operazione meno ardua, come è indicato dal commento scritto che accompagna la scena: "Voglio renderla più facile". La scena di sinistra, invece, mostra un uomo operante, seduto davanti a un giovane in piedi, il quale è sorretto per le braccia da un aiutante. L'operatore dice al suo aiutante: "Tienilo bene affinché non cada". E il suo aiutante risponde: "Farò secondo il tuo ordine". L'operatore tiene nella sua mano sinistra il pene del giovane e, nella sua mano destra un oggetto ovale. Questo indica che l'operazione non consiste nel troncare il prepuzio, ma nel praticare un'incisione a forma di V. Questa forma è visibile su una statua egiziana[4]. È l'incisione più esplicita relativa ad un'operazione di

---

[1]   Testo in: Aldeeb Abu-Sahlieh: Circoncision masculine, p. 161-162.

[2]   Al-Sukkari: Khitan al-dhakar wa-khifad al-untha, p. 12; 'Abd-al-Raziq: Al-khitan, p. 16.

[3]   www.cirp.org/library/history/hodges2/hodges39.jpg.

[4]   www.cirp.org/library/history/hodges2/hodges38.jpg e

circoncisione. Le altre incisioni sono troppo danneggiate per trarne delle informazioni precise[1].

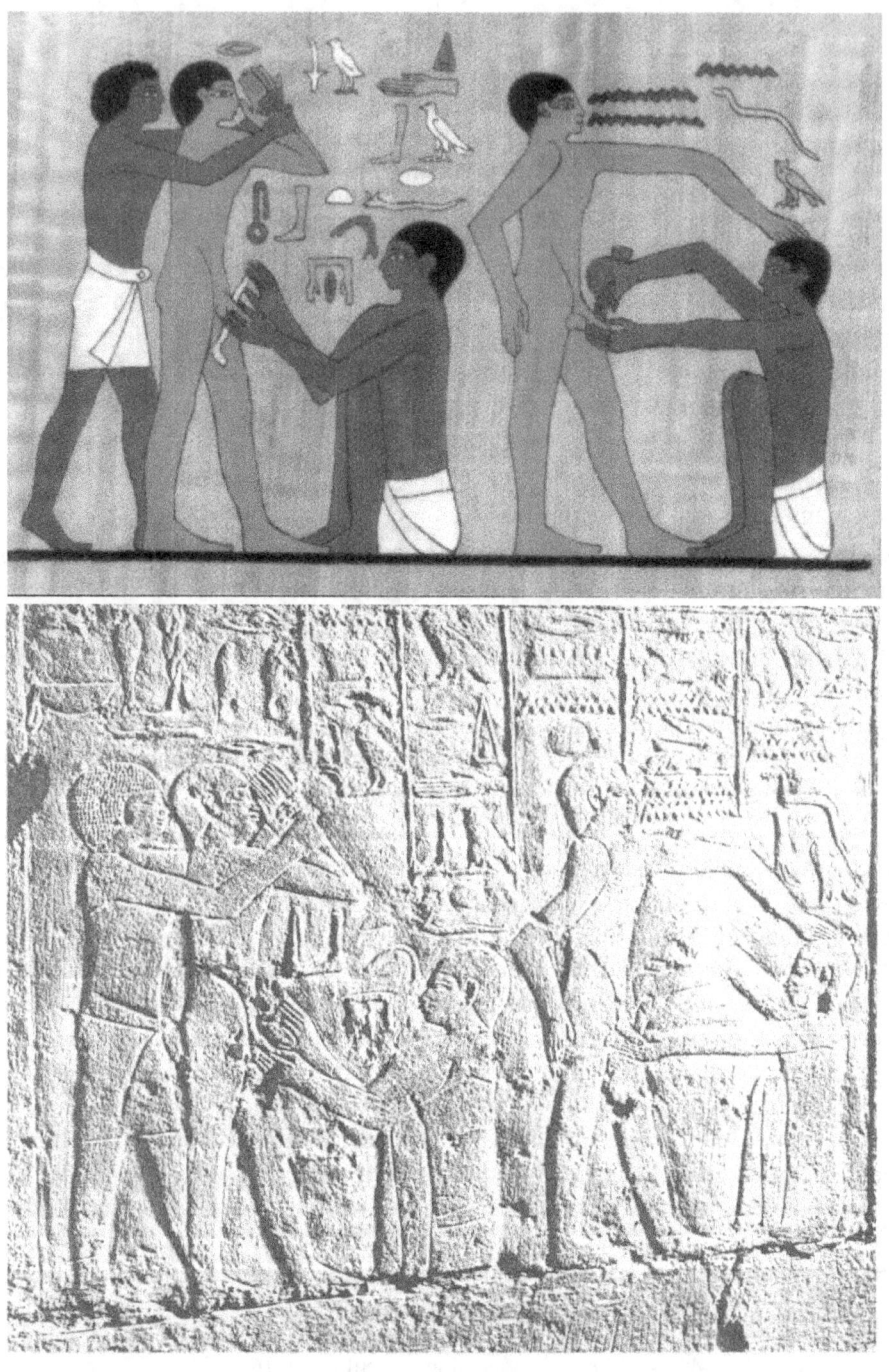

www.cirp.org/library/history/hodges2/hodges37.jpg.
[1] Janssen: Growing up in Ancient Egypt, p. 90-93.

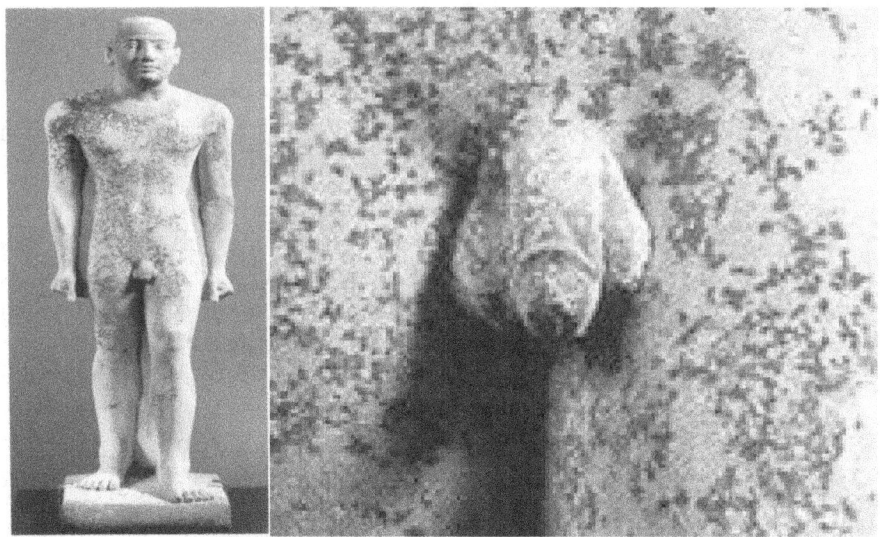

Una stele commemora la vittoria del Re Piye su una coalizione di principi del Delta, nel 728 avanti Cristo, e la sua ascensione al trono egiziano. L'iscrizione c'informa che, eccetto il re Namart, i monarchi del nord e del sud non poterono entrare nel palazzo egiziano, perché non erano stati circoncisi, e perché consumavano pesce. Un'iscrizione sul tempio di Isis, a Philae, indica che l'entrata al tempio era vietata ai non circoncisi e ai mangiatori di pesce[1]. La menzione dei pesci e della circoncisione, in queste due iscrizioni, potrebbe ricondurre alla leggenda egiziana riportata da Plutarco (d. v. 125): la dea Isis tentò di riunire le parti del corpo di Osiris, che Sith aveva tagliato, ma non riuscì a trovare il suo pene, poiché era stato inghiottito da tre pesci, rappresentanti le forze del male[2].

Erodoto (d. v. 424 avanti Cristo) riporta, in seguito alla sua visita in Egitto, che gli egiziani e quelli che si sono istruiti presso di loro, non lasciano le parti sessuali al loro stato naturale, ma praticano la circoncisione. Aggiunge:

> Praticano la circoncisione per motivi d'igiene, preferendo essere puliti più che brillanti di aspetto. I sacerdoti si fanno radere tutto il corpo ogni due giorni, per non avere su di sé pidocchi o altro impurità[3].

Erodoto indica che i fenici e gli assiri, della Palestina, riconoscono essi stessi di avere adottato la pratica della circoncisione dagli egiziani, mentre i fenici che vivono tra i greci non seguono più questa consuetudine, e i loro figli non li circoncidono più. Aggiunge: "Fra Egiziani, poi, ed Etiopi non saprei dire quale proprio l'abbia imparato dall'altro"[4].

Parlando della circoncisione ebraica, oggetto di scherno da parte della folla, Filone (d. 54) dice che è "tuttavia un'usanza molto scrupolosamente praticata anche da altre nazioni, e in particolare dagli egiziani, popolo che si ritiene prolifico, antico e

---

[1] Galpaz-Feller: The stela of King Piye, p. 507-521.
[2] Plutarque: Œuvres morales, volume V, 2ª parte, p. 192-193.
[3] Hérodote: Histoires, libro II, 36-37.
[4] Ivi, libro II, 104.

assennato al massimo grado"[1]. Altrove, dice che gli egiziani circoncidono "il fidanzato e la fidanzata" all'età di quattordici anni, "quando il maschio comincia a perdere dello sperma e le regole della donna cominciano a colare"[2].

Dopo un esame delle incisioni e degli scritti egiziani, un lavoro sull'infanzia nell'antico Egitto dice:

> Per riassumere, è evidente che la circoncisione è stata praticata in modo generale nell'antichità, su ogni giovane, per stabilire il suo stato sociale d'adulto. Che il fallo geroglifico sia disegnato come circonciso, è una prova supplementare. Ma nei periodi seguenti, la circoncisione è diventata volontaria, e obbligatoria solamente per una categoria predestinata al sacerdozio, e probabilmente anche per quelli che ci si aspettava avrebbero avuto accesso a funzioni ufficiali. Ma uno o due faraoni non sono stati circoncisi, benché fossero discendenti di governatori. Così, la pratica è un rito d'iniziazione, piuttosto che un rito legato alla pubertà[3].

Per quanto riguarda la circoncisione femminile, è chiamata ancora oggi, in Sudan, "circoncisione faraonica". I sudanesi pensano che fosse la conquista da parte dell'Egitto, a portare questa pratica nel loro paese[4]. Ma Fayyad, un medico egiziano, rigetta ciò, considerandolo una menzogna, che diffama gli antichi egizi. Secondo lui:

> La circoncisione femminile non era conosciuta dagli egiziani, al tempo dei faraoni, la cui civiltà ha badato a onorare la donna, non solo come regina dirigente, ma anche come dea adorata. Ho passato decine di anni studiando centinaia di libri e di fonti sui faraoni, esaminando i papiri medici che hanno trattato tutte le malattie delle donne e i medicinali a loro utili. Non ci ho trovato nessuna traccia della circoncisione femminile [...]. Rimane tuttavia da rilevare che il legame fallace tra i faraoni e la circoncisione femminile, potrebbe provenire dal periodo della decadenza dell'Egitto, sottomesso alle conquiste straniere venute dall'Africa. Ed è normale che certi costumi di questi conquistatori si siano trasferiti in Egitto, e così sia stato per la circoncisione femminile[5].

Hosken sostiene che gli archeologi hanno trovato delle mummie talmente ben conservate al punto da poter stabilire che esse abbiano subito non solo la clitoridectomia, ma anche l'infibulazione[6]. Non esiste alcuna incisione che confermi in modo esplicito la pratica della circoncisione femminile in Egitto[7]. Ma disponiamo di tre testi tardivi che affermano che l'Egitto abbia conosciuto questa pratica.

---

[1]   Philon: De specialibus legibus, libro I, I.
[2]   Philon: Quaestiones et solutiones in Genesim, libro III, 47.
[3]   Janssen: Growing up in Ancient Egypt, p. 97.
[4]   Da'ud: Al-khifad al-far'uni, p. 19 e 22.
[5]   Mu'tamar al-sihhah al-injabiyyah, p. 28.
[6]   Hosken: The Hosken Report, p. 74.
[7]   As'ad: Al-asl al-usturi, p. 55-56.

Il primo testo è un papiro dell'anno 163 avanti Cristo, redatto in greco. Contiene una petizione inviata a un governatore di Memphis, da parte di un eremita e mendicante al Serapeo, di nome Harmais. Egli chiede al governatore di porre rimedio ad una frode di cui è stato vittima. Secondo questa petizione, una ragazza chiamata Tathemis, pure legata al Serapeo, aveva guadagnato del denaro mendicando da una porta all'altra. Era riuscita a racimolare 1300 dracme, che aveva affidato a Harmais. La madre di Tathemis, chiamata Nephoris, si era allora recata da Harmais e gli aveva detto che sua figlia aveva oramai raggiunto l'età adatta per essere circoncisa, secondo gli usi, e che sarebbe oramai stata considerata una donna e, che avrebbe avuto bisogno di abiti adatti e di dote, in vista di un possibile matrimonio. Era riuscita dunque a convincere Harmais a versarle il deposito della figlia, promettendo di renderglielo con un supplemento, se la circoncisione non avesse avuto luogo entro breve. Ma la madre non aveva poi mantenuto la sua promessa, e nel frattempo Tathemis aveva chiesto a Harmais di restituirle il suo denaro. Imbarazzato, lo sfortunato eremita si rivolge perciò al governatore, affermando di non potere lasciare la sua cella, al fine di entrare in città per porre rimedio alla situazione. Chiede perciò al governatore di intervenire in sua vece, e di aiutarlo così a farsi restituire il denaro da Nephoris[1].

Il secondo testo è di Strabone che aveva visitato l'Egitto tra il 25 e il 23 avanti Cristo. Costui scrive:

> Un altro uso proprio degli egiziani, e uno di quelli a cui tengono di più, consiste nell'educare accuratamente tutti i loro figli, e nel praticare la circoncisione su tutti i ragazzi e l'eccisione su tutte le ragazze. È vero che questa ultima usanza si ritrova anche presso gli ebrei; ma appunto, come abbiamo detto più alto, descrivendo il paese in cui abitano attualmente, gli ebrei sono in effetti originari dell'Egitto[2].

Il terzo testo è di Filone (d. 54). Costui scrive:

> Gli egiziani, secondo la loro usanza regionale, è all'età di quattordici anni, quando il maschio comincia a perdere lo sperma e le regole della donna cominciano a colare, che circoncidono il pubere e la nubile. Ma il legislatore sacro ha imposto la circoncisione solamente ai maschi per numerosi motivi. Il primo è che più della donna, l'uomo è sensibile al piacere, e vuole sposarsi, cosa per cui è più preparato. È perciò che il legislatore non si è occupato della donna, e tramite la circoncisione ha simbolicamente posto un limite agli eccessivi impulsi dell'uomo. Il secondo motivo è che la materia delle regole si presenta a beneficio del feto, mentre lo sperma maschile è l'artefice e la causa del feto stesso. Siccome il contributo dell'uomo è maggiore, ed egli apporta ciò che è maggiormente necessario affinché si produca una nuova generazione, il legislatore pone giustamente un limite simbolico al suo orgoglio, facendolo circoncidere. L'elemento materiale inanimato femminile invece non è motivo d'orgoglio[3].

---

[1] Greek papyri, vol. I, p. 31-33.
[2] Strabon: Géographie de Strabon, vol. 3, p. 465.
[3] Philon: Quaestiones et solutiones in Genesim, libro III, 47.

Capitolo 3.
Il dibattito religioso presso gli ebrei

1) L'Antico Testamento

L'Antico Testamento non contiene nessuna norma concernente la circoncisione femminile. Costituisce invece la base per la pratica della circoncisione maschile presso gli ebrei, i cristiani integralisti e i musulmani. Due testi reggono questa pratica. Il primo è il capitolo 17, versetti 1-14, del libro della Genesi, che dice che Dio è apparso ad Abramo quando quest'ultimo aveva 99 anni, e gli ha comandato di circoncidersi, e di circoncidere tutti i suoi discendenti maschi, da quando avessero compiuto gli otto giorni d'età, e di circoncidere i suoi schiavi. In contropartita, Dio promette ad Abramo e ai suoi discendenti la concessione di "tutto il paese di Canaan in possesso perenne". È perciò che il circoncidersi assume importanza a livello politico. Do qua il testo completo:

> Quando Abram ebbe novantanove anni, il Signore gli apparve e gli disse: Io sono Dio onnipotente: cammina davanti a me e sii integro. Porrò la mia alleanza tra me e te e ti renderò numeroso molto, molto". Subito Abram si prostrò con il viso a terra e Dio parlò con lui: "Eccomi: la mia alleanza è con te e sarai padre di una moltitudine di popoli. Non ti chiamerai più Abram ma ti chiamerai Abraham perché padre di una moltitudine di popoli ti renderò. E ti renderò molto, molto fecondo; ti farò diventare nazioni e da te nasceranno dei re. Stabilirò la mia alleanza con te e con la tua discendenza dopo di te di generazione in generazione, come alleanza perenne, per essere il Dio tuo e della tua discendenza dopo di te. Darò a te e alla tua discendenza dopo di te il paese dove sei straniero, tutto il paese di Canaan in possesso perenne; sarò il vostro Dio". Disse Dio ad Abramo: "Da parte tua devi osservare la mia alleanza, tu e la tua discendenza dopo di te di generazione in generazione. Questa è la mia alleanza che dovete osservare, alleanza tra me e voi e la tua discendenza dopo di te: sia circonciso tra di voi ogni maschio. Vi lascerete circoncidere la carne del vostro membro e ciò sarà il segno dell'alleanza tra me e voi. Quando avrà otto giorni, sarà circonciso tra di voi ogni maschio di generazione in generazione, tanto quello nato in casa come quello comperato con denaro da qualunque straniero che non sia della tua stirpe. Deve essere circonciso chi è nato in casa e chi viene comperato con denaro; così la mia alleanza sussisterà nella vostra carne come alleanza perenne. Il maschio non circonciso, di cui cioè non sarà stata circoncisa la carne del membro, sia eliminato dal suo popolo: ha violato la mia alleanza".

Il secondo testo è tratto dal capitolo 12 del Levitico, e dice: "L'ottavo giorno si circonciderà il bambino" (Lv 12:3).

Nel primo testo, la circoncisione è il simbolo di un'alleanza passata fra Dio, Abramo e la sua discendenza. È perciò che questa pratica ha un nome ebraico: *berit milah*, letteralmente *alleanza del taglio*. Il secondo testo, invece, colloca la circoncisione fra le norme relative alla purificazione di madre e figlio. In numerosi altri testi, l'Antico Testamento utilizza il termine *circonciso*, in opposizione a *non circonciso*, e quest'ultima condizione è considerata come impura. Ecco da dove derivano le interdizioni, per i non circoncisi: di partecipare alle cerimonie religiose (Es 12:48); di entrare nel santuario (Ez 44:9); di metter piede a Gerusalemme (Is 52:1). Ci si rifiuta anche di seppellire un ebreo non circonciso nel cimitero ebraico, a meno che esso non venga circonciso da morto[1]. Questa regola è stata oggetto di un burrascoso dibattito al Knesset[2].

2) Il dibattito attuale

La circoncisione femminile è stata praticata dagli ebrei e continua a esserlo dagli ebrei etiopi (i Falachas)[3]. Questi dicono che fosse in uso fra gli ebrei, a Gerusalemme, al tempo di Salomone, e che essi la praticavano già prima di lasciare la Palestina per andare in Abissinia[4]. Si trovano invece numerosi ebrei che lottano contro la circoncisione femminile, ma si rifiutano di fare qualcosa contro quella maschile. Si citano a questo proposito, particolarmente: Edmondo Kaiser, fondatore di *Terre des Hommes* e di *Sentinelle*; Herta Haas, fondatrice di *Terre des Femmes*; Fran Hosken, fondatrice di *Women's international network news*. In questo modo, si parla di morale agli africani, ma si trascura di farlo agli americani e agli ebrei. Questo atteggiamento discriminante, rivela l'ipocrisia, la vigliaccheria e l'imperialismo culturale.

La circoncisione maschile continua ancora oggi a essere praticata dalla stragrande maggioranza degli ebrei, sebbene costoro abbiano abbandonato numerose altre norme bibliche, quali: la legge del contrappasso (Dt 19:21); la lapidazione in caso d'adulterio (Dt 22:23), ecc. Si rileva tuttavia l'esistenza di persone che si oppongono alla circoncisione maschile, fin dai tempi più antichi. Degli ebrei l'avevano abbandonata, e certi avevano anche restaurato il loro prepuzio (1 M 1:15; v. anche 1 Co 7:18), e questa sarebbe stata la ragione per cui Dio disconobbe Esau, figlio di Giacobbe, come sostengono i detti ebraici. Il Libro dei Maccabei, riporta che le autorità greche fossero ostili a questa pratica, e punivano con la morte coloro che la praticavano. E che i rabbini si mostrassero pure intolleranti verso i non circoncisi. E che Elia si lamentasse amaramente di quelli che avevano abbandonato la circoncisione (1 R 19:10). Il libro dei Maccabei riporta così che gli zeloti (gruppo giudaico) "andarono in giro [...] e fecero circoncidere a forza tutti i bambini non circoncisi che trovarono nel territorio d'Israele" (1 M 2:45-46). Oggi, i rabbini mostrano ancora una viva ostilità al riguardo dei loro correligionari che rifiutano di farsi circoncidere[5].

---

[1] Romberg: Bris milah, p. 148-151. V. anche Cohen: Guide to ritual circumcision, p. 22; Ganzfried: Abrégé du Choul'hane Aroukh, vol. 2, p. 938-939.

[2] Jerusalem Post, 16.7.1998, su internet.

[3] Leslau: Coutumes et croyances des Falachas, p. 93.

[4] Bruce: Voyage aux sources du Nil, tome 8, p. 164-165.

Nei tempi moderni, il dibattito contro la circoncisione, tra gli ebrei, è apparso dopo la rivoluzione francese del 1789. Il suo scopo era di riuscire a creare una società civile, i cui membri vi si riconoscessero, non per via della loro appartenenza religiosa, ma per via della loro appartenenza alla nazione. Nel 1842, un gruppo di ebrei, a Francoforte, propose la soppressione della circoncisione, e la sua sostituzione con una cerimonia religiosa di uguale importanza, per i figli e per le figlie, dove non colasse sangue. Nel 1866, sessantasei medici viennesi ebrei, firmarono una petizione contro la pratica della circoncisione. Nel 1871, i rabbini di Augsburgo, decisero che un figlio nato da madre ebrea, rimasto non circonciso, indipendentemente dal motivo, doveva essere considerato ebreo, a tutti gli effetti. Si segnala a questo riguardo che il figlio di Herzl, fondatore del sionismo, non fu circonciso alla sua nascita; lo fu nella sua adolescenza, su insistenza dei discepoli di suo padre.

Questa corrente, opposta alla circoncisione, si è trasferita negli Stati Uniti con gli immigrati ebrei. In questo paese, i rabbini riformati hanno deciso, nel 1892, di non più imporre la circoncisione ai nuovi convertiti. Ma con l'aumento delle nascite negli ospedali americani, e la generalizzazione della circoncisione maschile, i rabbini si sono dovuti confrontare con una pratica della circoncisione non conforme alle norme ebraiche: praticata da medici, entro tre giorni dalla nascita, senza rituale religioso. Hanno provato a porvi rimedio, formando dei circoncisori ebrei. E siccome, negli Stati Uniti, il matrimonio religioso ebraico è permesso (e considerato valido), i rabbini hanno tentato di riguadagnare il terreno perduto in materia di circoncisione, rifiutando di celebrare il matrimonio dei non circoncisi. Gli avvenimenti della seconda guerra mondiale, hanno consolidato la pratica della circoncisione. Nel 1979, l'assemblea generale dei rabbini, ha deciso che la circoncisione doveva essere obbligatoria, e compiuta secondo le norme ebraiche, col rituale religioso[1].

Attualmente, negli ambienti ebraici americani, si assiste a un ritorno dell'opposizione alla circoncisione. I critici si focalizzano soprattutto sui suoi svantaggi, a livello medico e psichico. A causa dell'ostilità crescente da parte del corpo medico, ad operare la circoncisione medica, gli ebrei si trovano sempre più soli a decidere se la circoncisione sia un bene o no. Il loro sentimento religioso si è indebolito, e non sono più motivati a praticare la circoncisione religiosa sui loro figli. Allo stesso tempo rifiutano di fare circoncidere i loro figli negli ospedali, senza rituali religiosi. Per fronteggiare questa situazione, certi autori ebrei chiedono di essere più flessibili in merito alla pratica della circoncisione: privilegiare il rituale religioso all'amputazione del prepuzio; stabilire un rituale parallelo per le figlie; permettere la pratica della circoncisione dalle donne. Ma altri optano per la soppressione della mutilazione, pur chiedendo di mantenere un rituale religioso, di uguale importanza, sia per i figli che per le figlie. Al posto di tagliare il prepuzio,

---

[5]   Messaggio su internet del 30.5.1997 proveniente d'Ari Zighelboim,
    akp@communique.net. V. anche London Daily Telegraph, 5.5.1997.
[1]   V. Aldeeb Abu-Sahlieh: Circoncision masculine, p. 55-63.

certi propongono di tagliare una carota, a titolo simbolico. Altri rigettano infine tanto il rituale quanto la mutilazione[1].

Questa contestazione ha preso piede in Israele, dove attivisti dei diritti dell'uomo hanno creato, nel 1997, un'organizzazione per lottare contro le mutilazioni genitali. Decine di genitori, nonostante l'ostilità delle loro famiglie, rifiutano di circoncidere i loro figli, pratica che considerano come contraria alla legislazione israeliana, che vieta l'abuso sui figli e il loro maltrattamento. Il cantante e critico letterario, Menachem Ben, dice che ha circonciso suo figlio a modo suo, riferendosi al testo dell'Antico Testamento, che parla della circoncisione del cuore: "Circoncidetevi per il Signore, circoncidete il vostro cuore" (Gr 4:4). A quelli che tentano di enumerare i vantaggi apportati dalla circoncisione, gli oppositori replicano che ci sono più figli che muoiono a causa della circoncisione, che infezioni da cui essa renderebbe immuni, e che basterebbe lavare il pene per mantenerlo pulito. Invocano Maimonide e aggiungono che la circoncisione riduce il piacere sessuale[2].

Il Grande Rabbino di Israele Eliahu Bakshi Doron, dice, con sommo dispiacere, che si aspettava che questa situazione si sarebbe venuta a creare. L'odio per se stessi ha vinto il popolo, e l'idea che tutto ciò che è ebraico sia abominevole, è arrivata ad aggredire la pratica della circoncisione. Aggiunge che, pretendere che la circoncisione possa causare un danno al circonciso, non è una motivazione sufficiente per mettere in discussione la pratica di questa antica usanza. E anche se la circoncisione danneggia il piacere sessuale, ciò non è una tragedia[3].

---

[1]   Ivi, p. 63-70.

[2]   Hecht: The cutting edge, p. 13-15; Zoossmann-Diskin e Blustein: Challenges to circumcision in Israel, p. 345-349; Jerusalem Post, 17.2.1999, internet.

[3]   Messaggio su internet del 30.5.1997 proveniente d'Ari Zighelboim, akp@communique.net. V. anche London Daily Telegraph, 5.5.1997; Elmaqor, p. 6-9.

Capitolo 4.
Il dibattito religioso presso i cristiani

1) Il dibattito nel passato

Il Vangelo di Luca è il solo tra i Vangeli canonici, che riporta la circoncisione di Giovanni Battista (1:59), e di Gesù (2:21), all'ottavo giorno della loro vita, così come lo prescrivono il capitolo 17 della Genesi, e il capitolo 12 del Levitico. Ricevettero i loro nomi in seguito a questa cerimonia, e così accade ancora tra gli ebrei, di ricevere il nome dopo la circoncisione. Gesù non si è occupato di questa questione, e la menziona solamente indirettamente, in Giovanni 7:22-23. Si trova tuttavia una condanna netta della circoncisione, nel Vangelo apocrifo di Tommaso. I suoi discepoli gli domandarono: "La circoncisione giova oppure no?". Egli rispose loro: Se giovasse, il loro padre li genererebbe circoncisi dalla madre loro. Ma la vera circoncisione nello Spirito ha trovato piena utilità"[1]. Segnaliamo che questo Vangelo è stato trovato in lingua copta a Naga Hamadeh. Certi considerano che sia servito da base alla redazione dei Vangeli riconosciuti, altri dicono che si tratti di un testo redatto da una setta cristiana.

Dopo la morte di Gesù, i suoi apostoli intrapresero la missione di diffondere il suo insegnamento, tra gli ebrei e i pagani. La nuova comunità si scisse rapidamente, a causa del tema della circoncisione. Questa, fu l'unico oggetto di discussione del primo Concilio (anno 49 o 50) della storia cristiana. Ciò che condusse a questo Concilio è cosa nota: in seguito a una visione, un centurione romano di Cesarea, chiamato Cornelio, invitò Pietro presso di lui perché ascoltasse il suo apprendimento. Tuttavia, in quanto ebreo, Pietro non aveva il diritto di entrare nella casa dell'uomo. Una visione lo spinse a farlo. Egli sentì, durante questa visione, un angelo che gli chiese di mangiare del cibo, che gli ebrei consideravano impuro. Pietro rifiutò, ma l'angelo insistette tre volte, dicendogli "Ciò che Dio ha purificato, tu non chiamarlo più profano". Pietro andò dunque dal centurione e disse: "In verità sto rendendomi conto che Dio non fa preferenze di persona. Chi lo teme e pratica la giustizia, a qualunque popolo appartenga, è a lui gradito". Decise allora di battezzare il centurione, la sua famiglia e i suoi amici (At 10).

Questo avvenimento creò scalpore tra i cristiani di origine ebrea. Si rimproverò a Pietro di essere entrato in casa di non circoncisi, e di avere mangiato con essi (At 11:3). Egli si dovette giustificare raccontando la sua visione. Ma dei cristiani di origine ebrea, venuti della Giudea, continuarono a predicare, ai nuovi convertiti di origine pagana: "Se non vi farete circoncidere, secondo gli usi di Mosè, non potrete

---

[1]   Kasser: L'Évangile selon Thomas, p. 81, versetto 53 (811). Testo italiano: www.sabinaoggioni.it/Vangelo/Vangelo%20di%20Tomaso.htm.

esser salvati" (At 15:1). Essi affrontarono Paolo e Barnaba, ad Antiochia. Si decise allora di mandare questi due a Gerusalemme, per confrontarsi con gli apostoli. Pietro, che fu all'origine del dibattito, chiese di non distinguere tra ebrei e non ebrei, e di non caricare i non ebrei di "un giogo che né i nostri padri, né noi siamo stati in grado di portare" (At 15:10). Una lunga discussione ebbe luogo, e la decisione finale fu presa da Giacomo. Questo decise "che non si debba importunare quelli che si convertono a Dio tra i pagani, ma solo si ordini loro di astenersi dalle sozzure degli idoli, dall'impudicizia, dagli animali soffocati e dal sangue" (At 15:19-20).

Per non urtare i cristiani di origine ebrea, gli apostoli optarono per una suddivisione dei compiti. Paolo e Barnaba, sarebbero stati incaricati di convertire i pagani, che potevano convertirsi, senza sottoporre costoro alla circoncisione. Il tema della circoncisione non si trova, del resto, che nelle epistole di Paolo. Questo continuò a discutere con gli ebrei convertiti, in occasione dei suoi numerosi e lunghi viaggi. Non esitò ad usare i termini i più duri, nei loro confronti: "Guardatevi dai cani, guardatevi dai cattivi operai, guardatevi da quelli che si fanno circoncidere!" (Fi 3:2). Cane era l'epiteto che gli ebrei davano ai pagani (Mt 15:26), e che Paolo restituì loro, con ironia[1]. Ai Galati, scrisse: "Dovrebbero farsi mutilare coloro che vi turbano" (Gal 5:12). Scrisse a Tito: "Vi sono infatti, soprattutto fra quelli che provengono dalla circoncisione, molti spiriti insubordinati, chiacchieroni e ingannatori della gente. A questi tali bisogna chiudere la bocca" (Tt 1:10-11).

Senza volere entrare in dibattimenti teologici complessi, si può riassumere la posizione di Paolo, in questi quattro passaggi:

- Giudeo non è che appare tale all'esterno, e la circoncisione non è quella visibile nella carne; ma Giudeo è colui che lo è interiormente e la circoncisione è quella del cuore, nello spirito e non nella lettera (Rm 2:28-29).

- La circoncisione non conta nulla, e la non circoncisione non conta nulla; conta invece l'osservanza dei comandamenti di Dio (1 Co 7:19).

- Cristo ci ha liberati perché restassimo liberi; state dunque saldi e non lasciatevi imporre di nuovo il giogo della schiavitù. Ecco, io Paolo vi dico: se vi fate circoncidere, Cristo non vi gioverà nulla. [...] Non avete più nulla a che fare con Cristo voi che cercate la giustificazione nella legge; siete decaduti dalla grazia (Ga 5:1-2 e 4).

- Tutto è puro per i puri; ma per i contaminati e gli infedeli nulla è puro; sono contaminate la loro mente e la loro coscienza (Tt 1:15).

Semplificando molto, si può dire che gli adepti del Cristo si divisero, in materia di circoncisione, in due gruppi principali:

- Il primo gruppo, di origine pagana, chiamato *i cristiani* (di Cristo). Questo gruppo fu diretto da Paolo. Considerò la circoncisione come semplicemente

---

[1] Bible de Jérusalem, p. 1697, nota j.

permessa, ma che non portava alcun beneficio, e che addirittura nuoceva alla fede, e che costituiva in effetti una separazione dal Cristo.

- Il secondo gruppo, di origine ebrea, chiamato soprattutto *i nazareni* (di Nazareth). Considerò la circoncisione come un dovere, e una condizione necessaria per essere degni del cosiddetto saluto eterno. Questo gruppo, fu progressivamente sciolto, e integrato alla comunità cristiana, in seguito alla cristianizzazione dell'Impero.

Malgrado questa integrazione, il dibattito in merito alla circoncisione si mantenne vivo attraverso i secoli. Alcuni convertiti continuarono a praticare la circoncisione. E questa fu la ragione per la quale i teologi cristiani dovettero soffermarsi a discutere su questo tema. Si citeranno di seguito due teologi di origine egiziana: Origene (d. 254, e Cirillo il Grande (d. 444).

Origene affrontò il tema della circoncisione nelle sue omelie sulla Genesi, il che corrispose ad una sua risposta alle questioni sollevate, in merito, da ebrei e giudeo-cristiani (detti *ebioniti*)[1]. Interpretò la circoncisione in modo allegorico, considerando che la circoncisione d'Abramo nella carne, fosse solamente il riflesso della circoncisione spirituale. Invocò Paolo, che disse: "Tutte queste cose però accaddero a loro come esempio, e sono state scritte per ammonimento nostro, di noi per i quali è arrivata la fine dei tempi" (1 Co 10:11). Dopo aver ascoltato Paolo, fu persuaso che la vera circoncisione fosse quella spirituale[2]. Segnalò che l'Antico Testamento parlava della circoncisione del cuore (Ez 9:44 e Gr 9:25), delle orecchie (Gr 6:10), e delle labbra (Es 5:12). Il cristiano, disse, è chiamato a circoncidere non solo il suo prepuzio, ma anche le sue orecchie, le sue labbra, il suo cuore, e tutte le sue membra, in modo metaforico, astenendosi dal commettere peccato con questi organi, e non tagliandoli[3]. Chiese ai suoi avversari, con ironia:

> Per stabilire l'alleanza con Dio, una circoncisione di questo tipo [metaforica], non vi sembra più degna? Paragonate, per favore, le nostre spiegazioni con le vostre favole giudaiche, e i vostri detti disgustosi, e chiedetevi se è secondo le vostre prescrizioni, o secondo quelle che predica la Chiesa del Cristo, che la circoncisione viene praticata degnamente, per piacere a Dio. Non vi rendete conto, da voi stessi, che la circoncisione secondo la Chiesa è onesta, santa, e degna di Dio, mentre la vostra è vergognosa, ripugnante, orrenda, e che, semplicemente per come viene compiuta e per le conseguenze esterne che lascia, diventa oscena?[4]

Cirillo il Grande occupò la funzione di Patriarca di Alessandria. La Chiesa copta lo qualifica quale colonna della Chiesa. Come fece prima di lui Origene, Cirillo considerò che la circoncisione, nell'Antico Testamento, avesse un significato spirituale, e non carnale. Rimproverò agli ebrei di avere interpretato l'Antico Testamento alla lettera. Citando Paolo, 1 Co 7:19, scrisse: "Il senso della

---

[1] Origène: Homélie sur la Genèse, p. 129.
[2] Ivi, p. 127.
[3] Ivi, p. 129-131.
[4] Ivi, p. 139.

circoncisione vera raggiunge la sua pienezza non in quello che subisce la carne, ma nella volontà di fare ciò che Dio prescrive". A questo argomento religioso, Cirillo aggiunge quello umano, di perfezione:

> Il Dio che è al di sopra di ogni cosa, ha creato migliaia di esseri viventi, privi di pensiero. Ora: sembra che ci sia, nella loro creazione, orientata alla bellezza più perfetta, niente che sia imperfetto o superfluo. Essi si sono affrancati da queste due calunnie, e sfuggite a questa doppio accusa. Com'è allora che Dio, l'artista per eccellenza, colui che si è preso cura persino dei minimi dettagli, abbia commesso un qualche errore, nella creazione dell'essere più importante? E com'è che, introducendo nel mondo colui che è sua immagine, gli abbia dato una struttura peggiore di quella data agli esseri privi di ragione[1]?

Malgrado questa ferma opposizione alla circoncisione maschile, le circostanze portarono i copti a ricominciare a praticare questo uso ancestrale.

L'Egitto fu governato dai Romani, ma le leggi romane, che si opponevano alla circoncisione, non furono rigorosamente applicate in quella parte di mondo lontana da Roma, e particolarmente non lo furono in merito alla circoncisione praticata da ebrei, e da adepti della vecchia religione egiziana. Le leggi romane autorizzarono questi ultimi a farsi circoncidere, a condizione di provare che la persona da circoncidere appartenesse alla casta dei sacerdoti. Oltretutto, gli ebrei continuarono a diffondere la loro fede, in questo paese, fra i non ebrei, facendoli circoncidere, sia loro che i loro schiavi[2]. E come fu il caso in Palestina, accadde che certi ebrei egiziani diventarono cristiani, e formarono una comunità separata da quella di origine pagana, e continuarono ad applicare le leggi di Mosè, e quindi a praticare la circoncisione[3]. Gli attacchi di Origene e di Cirillo furono rivolti a questa comunità giudeo-cristiana.

Gli ebrei dell'Arabia continuarono pure loro a praticare la circoncisione. Certi si convertirono all'islam, con l'arrivo di Maometto, e riuscirono a introdurvi degli elementi israeliti, quali la circoncisione, cosa che non riuscirono a fare in seno all'Impero romano. Con la conquista dell'Egitto da parte dei musulmani, i copti dell'Egitto si ritrovarono fra tre fuochi: gli ebrei locali, i giudeo-cristiani e i musulmani influenzati dagli ebrei. Finirono per adottare la pratica della circoncisione maschile, e per dimenticare la ferma posizione di Cirillo contro questa pratica. Il vescovo Michael, metropolita di Damiette nel dodicesimo secolo, riportò la seguente leggenda per spiegare come la circoncisione, maschile e femminile, fosse stata introdotta tra i copti:

> Dopo che Sara espulse Hagar e suo figlio Ismaele da casa sua, com'è affermato nella Torah, Hagar si rifugiò a Yathreb, nella regione di Higaz, e a Faran. Ismaele crebbe lì, e Dio lo rese bello agli occhi delle donne di Yathreb. Lo chiesero in matrimonio a sua madre, che disse: "Siamo un

---

[1] Cyrille d'Alexandrie: Lettres festales, p. 365, 367.
[2] Dictionnaire d'archéologie chrétienne, tomo 3, parte 2, col. 1712-1715.
[3] Bagatti: L'Église de la circoncision, p. 25.

popolo circonciso, tanto gli uomini quanto le donne, e noi ci sposiamo solamente con quelli che sono come noi". Quando le donne si furono fatte circoncidere, Ismaele le sposò. Dio realizzò così la sua promessa, e le affiancò dodici principi. La circoncisione si sparse nel paese, e nelle contrade attigue, e si diffuse fra i copti dell'Egitto, quali testimoni della vittoria che Dio accordò ai circoncisi, ovvero ai figli d'Israele. Quando l'apostolo Marco li evangelizzò, non disapprovò la circoncisione, ed essi continuarono a praticarla. Paolo disse: "Qualcuno è stato chiamato quando era circonciso? Non lo nasconda! È stato chiamato quando non era ancora circonciso? Non si faccia circoncidere!" (1 Co 7:18). Ciò significa che i figli del circonciso e i loro discendenti devono essere circoncisi, come il primo. Paolo circoncise infatti Timoteo. [...] Si considera che i copti si facessero circoncidere e si radessero i capelli, a causa della loro coabitazione coi musulmani. Ora: questo non è vero. Praticavano in effetti la circoncisione, già prima dei musulmani, com'è il caso dei nubiani e degli etiopi. Noi non consideriamo il prepuzio impuro, né la circoncisione una purificazione. Ma pratichiamo quest'ultima come fosse un'usanza, e non in quanto imposizione ebraica. In effetti, non la pratichiamo né l'ottavo giorno, né in una data determinata, né dopo il battesimo[1].

Il famoso teologo copto Ibn-al-'Assal (d. v. 1265), disse che la circoncisione fu, nel passato, un segno che distingueva gli ebrei dai popoli delle altre nazioni. Presso i cristiani, fu sostituita dal segno distintivo del battesimo. Se la circoncisione maschile continua a essere praticata dai cristiani, è solamente a titolo di usanza, e non di obbligo religioso. Perciò non è praticata l'ottavo giorno, come prescritto dall'Antico Testamento, e nemmeno è permesso praticarla a quell'età. È un atto facoltativo, secondo le parole di Paolo: "La circoncisione non conta nulla, e la non circoncisione non conta nulla; conta invece l'osservanza dei comandamenti di Dio" (1 Co 7:19). È comunque vietato praticarla dopo il battesimo.

Ibn-al-'Assal aggiunse che se la circoncisione fosse stata vietata, Paolo non avrebbe circonciso Timoteo. All'obiezione che Paolo lo circoncise per necessità, rispose che la circoncisione appartiene alla categoria delle pratiche abituali, di ogni comunità religiosa. Così, i nubiani e gli etiopi scarificano il viso, gli occidentali radono la barba, e i preti bizantini si radono il mezzo della testa. E se ci diciamo che furono i loro patriarchi, ad ordinare loro tali pratiche, possiamo anche dirci che furono i patriarchi copti, ad autorizzare la pratica della circoncisione. Se perciò Paolo circoncise per necessità o utilità, possiamo dire che anche i copti circoncidono per lo stesso motivo. Difatti, in quanto minoranza cristiana, che vive tra persone che circoncidono, i copti potrebbero essere tentati di circoncidere i loro figli, dopo il battesimo. Ora, questo è loro vietato. Inoltre, la circoncisione può essere praticata perché utile: certi medici filosofi distinti, dicono infatti che la circoncisione indebolisca lo strumento della voluttà, e che questo sia unanimemente augurabile[2].

[1] Burmester: The sayings of Michael, p. 113-114.
[2] Ibn-al-'Assal: Al-majmu' al-safawi, vol. 2, p. 418-421.

Qui Ibn-al-'Assal si riferì certamente a Maimonide, morto al Cairo nel 1204, di cui parleremo ancora.

Egli insistette sul fatto che la circoncisione non dovesse, in alcun caso, essere praticata dopo il battesimo, perché avrebbe svilito quest'ultimo, e si sarebbe trattato di un peccato. Considerò che farsi circoncidere, non avesse alcuna importanza in relazione al meritarsi il saluto eterno, contrariamente al farsi battezzare, che è indispensabile per essere salvati. Fu perciò che il battesimo sostituì la circoncisione[1].

La circoncisione fu oggetto di controversie tra la Chiesa cattolica e le Chiese d'Egitto e d'Etiopia. Nel Concilio di Firenze (1431-1445), al quale partecipò Andrea, abate del monastero d'Egitto di San Antonio, inviato da Giovanni, patriarca dei Giacobiti, il 4 febbraio 1442, fu redatta la *Bolla dei copti uniti*. Questa Bolla citava i punti essenziali della fede cristiana, e ricordava la posizione della Chiesa in merito alla pratica della circoncisione:

> [La Chiesa] crede fermamente, conferma e insegna che le prescrizioni legali dell'antico Testamento, cioè della legge mosaica, che si dividono in cerimonie, santi sacrifici e sacramenti proprio perché istituite per significare qualche cosa di futuro, benché fossero adeguate al culto divino in quella età, venuto, però, nostro Signore Gesù Cristo, da esse significato, sono cessate e sono cominciati i sacramenti della nuova alleanza. Chiunque avesse riposto in quelle la sua speranza e si fosse assoggettato a esse anche dopo la passione, quasi fossero necessarie alla salvezza e la fede nel Cristo non potesse salvare senza di esse, pecca mortalmente. Non nega, tuttavia, che dalla passione di Cristo fino alla promulgazione evangelica, esse potessero osservarsi, senza pensare con ciò minimamente che fossero necessarie alla salvezza. Ma da quando è stato predicato il Vangelo, esse non possono più osservarsi, pena la perdita della salvezza eterna. Essa, quindi, dichiara apertamente che, da quel tempo, tutti quelli che osservano la circoncisione, il sabato e le altre prescrizioni legali, sono fuori della fede di Cristo, e non possono partecipare della salvezza eterna, i meno che non si ricredano finalmente dei loro errori. Ancora, comanda assolutamente a tutti quelli che si gloriano del nome di cristiani, che si deve cessare di praticare la circoncisione sia prima che dopo il battesimo perché, che vi si confidi o meno, non si può in nessun modo praticarla senza perdere la salvezza eterna[2].

Abbiamo segnalato, nel punto precedente, che la circoncisione femminile era conosciuta nell'antico Egitto, e che è stata mantenuta anche dopo la conversione degli egiziani al Cristianesimo e all'islam. Il medico della corte di Bizanzio, Aezio di Amida, del sesto secolo, ci fornisce una descrizione dettagliata di questa pratica da parte degli egiziani:

> Il clitoride di certe donne, cresce e diventa indecente e vergognoso, ma tanto eccitabile collo sfregamento degli abiti, da spingere al desiderio della copula.

---

[1] Ivi, vol. 1, p. 17-18.
[2] Les conciles œcuméniques, tome II, 1, p. 1177-1181. Testo italiano: www.totustuus.biz/users/concili/basilea.htm.

Per questa ragione, gli egiziani hanno deciso di toglierlo, specialmente quando le ragazze sono pronte per sposarsi. La chirurgia è compiuta come segue: la ragazza è seduta su uno sgabello, bloccata saldamente da un giovane corpulento, posto alle sue spalle. L'operatore afferra il clitoride con una pinza dentata, lo tira con la sua mano sinistra, e lo taglia con i denti della pinza[1].

Si chiese ad Anba Atanasio, vescovo di Qus in Egitto, alla fine del tredicesimo secolo, se la circoncisione femminile fosse autorizzata. Rispose: non è autorizzata, né prima né dopo il battesimo[2]. Malgrado ciò, continuò ad essere praticata dai copti d'Egitto. Nel suo rapporto di viaggio, redatto tra il 1768 e il 1772, James Bruce ci fornisce dei dettagli interessanti concernenti i tentativi, da parte dei missionari cattolici, di vietare questa pratica in Egitto:

Quando i preti cattolici romani andarono a predicare in Egitto, non mancarono di sostenere le loro missioni accordando dei vantaggi temporali e facendo piccoli doni ai loro proseliti assecondando i loro bisogni. Ma credendo che l'escissione delle donne copte fosse un costume giudaico, lo impedirono, sotto pena di scomunica a coloro che, una volta convertiti, avessero fatto eccidere le bambine. Le genti obbedirono e le giovani che erano state esentate dall'operazione, una volta arrivate all'età della pubertà, presentavano una deformazione così visibilmente mostruosa, che ripugnava agli uomini e ostacolava lo sviluppo della popolazione. Così i nuovi cattolici, sicuri di trovare tra le donne della loro religione una cosa nei confronti della quale essi avevano un'avversione invincibile, preferivano sposare degli eretici che l'eccisione aveva affrancato dalla loro deformità naturale, ricadendo così ben presto nell'eresia.

I missionari, rendendosi conto che il numero dei loro proseliti non avrebbe mai potuto accrescersi di molto e che la proibizione di un costume reso necessario dal clima si opponeva al loro successo, sottomisero il caso al Collegio della Propaganda a Roma. I cardinali presero la cosa a cuore e inviarono in Egitto alcuni chirurghi abili per esaminare le cose [...] I Chirurghi al loro ritorno dichiararono che il calore del clima o qualche altra causa naturale produce sulle rive del Nilo una dilatazione considerevole della parte più segreta della donna, e così differente da quello che si poteva vedere altrove, che senza dubbio essa ispirava disgusto agli uomini, opponendosi dunque al disegno per cui il matrimonio era stato istituito. Il Collegio della Propaganda permise allora l'escissione, a condizione che la ragazza che si sarebbe sottoposta a questo costume non per conformarsi alle leggi giudaiche, ma piuttosto per non contraddire l'oggetto del matrimonio. [...] Da quel momento i cattolici d'Egitto, così come i copti sono fedeli osservanti dell'escissione; e quando le ragazze raggiungono l'età di sette otto anni le donne gliela fanno subire servendosi a questo scopo di un coltello o di un rasoio[3].

---

[1]   Meinardus: Christian Egypt, p. 325.
[2]   Anba Gregorius: Al-khitan, p. 9.

2) Il dibattito attuale

Nel nostro tempo, il dibattito religioso, attorno alla circoncisione maschile, è ripreso in modo marcato tra i cristiani, particolarmente tra i fondamentalisti protestanti degli Stati Uniti. In questo paese, le scoperte scientifiche vengono utilizzate per riabilitare l'Antico Testamento, e ciò non solo in relazione alla circoncisione.

Pubblicato nel 1963, attualmente alla sua quindicesima edizione, il libro *Non of these diseases* del medico cristiano McMillen, è stato venduto in più di un milione di esemplari. Il titolo di questo libro, proviene da una citazione tratta dall'Esodo (menzionata nella prefazione):

> Se tu ascolterai la voce del Signore tuo Dio e farai ciò che è retto ai suoi occhi, se tu presterai orecchio ai suoi ordini e osserverai tutte le sue leggi, io non t'infliggerò nessuna delle infermità che ho inflitte agli Egiziani, perché io sono il Signore, colui che ti guarisce! (Es 15:26).

Questo lavoro dice che la promessa contenuta in questo versetto resta valida anche per il nostro secolo. Dedica un capitolo alla saggezza celata nella pratica della circoncisione. Riportando un caso di decesso per cancro, aggiunge che gli ebrei soffrono solamente raramente di cancro al pene, a causa della circoncisione istituita da Dio. La circoncisione deve farsi come prescritta da Dio, all'ottavo giorno, per le seguenti ragioni mediche: la vitamina K si sviluppa al massimo l'ottavo giorno; fare l'operazione a quel momento causa una maggiore emorragia, ma farla più tardi traumatizza il figlio[1]. Ma l'autore dimentica di considerare che la circoncisione a questa età è più pericolosa, per il fatto che il prepuzio è incollato spesso al glande, con relativo rischio di emorragia, se si procede alla circoncisione.

Il Pastore Dan Gayman ha scritto un libello: *Lo, children... our heritage from God*, titolo ispirato al Salmo 127:3, che dice "Ecco, dono del Signore, sono i figli". Presenta non solo la circoncisione come una direttiva per la salute del maschio, ma anche come ausilio allo sviluppo della sua moralità e della sua spiritualità. È stata data ad Abramo, e deve essere praticata da tutti i suoi discendenti, all'ottavo giorno, cristiani compresi. Aiuta a mantenere la purezza, riducendo l'istinto sessuale, ed evita di contrarre numerose malattie. Quelli che disobbediscono agli ordini divini, devono aspettarsi di subirne le nefaste conseguenze[2].

L'evangelista televisivo Pat Roberston, che nel 1988 si era presentato per concorrere alla presidenza degli Stati Uniti, dice: "Se Dio ha dato istruzione al suo popolo di circoncidersi, questo è certamente per una buona ragione, poiché Dio è perfetto nella sua saggezza, e nella sua conoscenza"[3].

Il Pastore Jim Bigelow invece, contesta questo tipo d'interpretazione dell'Antico Testamento. Se fosse vero che la circoncisione, prescritta da Dio agli ebrei, è cosa

---

[3] Bruce: Voyage aux sources du Nil, tomo 8, p. 164-166. Testo italiano: www.tesionline.it/consult/anteprima.jsp?idt=16092.

[1] McMillen: None of these diseases, p. 87-94.

[2] Gayman: Lo, children, p. 14-18.

[3] Bigelow: The joy of uncircumcising, p. 84.

buona e giusta, allora bisogna considerare come buone e giuste tutte le prescrizioni bibliche, come le norme relative alla purificazione delle donne, ai costumi alimentari, ecc. L'Antico Testamento dice: "Non mangerete alcuna bestia che sia morta di morte naturale; la darai al forestiero che risiede nelle tue città, perché la mangi, o la venderai a qualche straniero, perché tu sei un popolo consacrato al Signore tuo Dio" (Dt 14:21). Come può Dio vietare agli uni e permettere agli altri di mangiare una bestia morta? Bigelow aggiunge che la circoncisione attuale è diversa dalla circoncisione simbolica, prevista dall'Antico Testamento, che consisteva nel tagliare una parte minima del prepuzio. Non si potrebbe dunque attribuire alla circoncisione attualmente praticata, tutti i benefici che gli scienziati vorrebbero attribuirle. E se Dio vedeva che la circoncisione era necessaria all'ottavo giorno, perché allora ha lasciato errare il suo popolo nel deserto durante quaranta anni, senza che costui venisse circonciso? Se la circoncisione fosse necessaria, sarebbe inconcepibile che il Nuovo Testamento la considerasse come "niente" (1 Co 7:19). Dio avrebbe potuto esporre i suoi credenti, per due mila anni, al pericolo [per la salute], esonerandoli dalla circoncisione, se la circoncisione fosse stata veramente utile per la salute? Ora: si sa per certo che i testi del Nuovo Testamento sono stati ispirati dallo Spirito Santo[1].

Romberg, infermiera cristiana sposata a un ebreo, e autore di un voluminoso libro contro la circoncisione[2], spiega che i genitori cristiani, pur sapendo che la circoncisione non ha ragione di essere, sul piano medico, continuano a considerarla cosa buona e giusta, in quanto è prescritta dall'Antico Testamento. Ella ha scritto un piccolo documento di sei pagine, per dissuaderli. La sua posizione può essere riassunta come segue:

-   Ci son pratiche previste dall'Antico Testamento che non sono più accettate oggi, come bruciare degli uccelli e degli animali.

-   Per i cristiani, la questione della circoncisione è stata risolta dal Nuovo Testamento, che dice di considerarla come "niente".

-   L'Antico Testamento non ha prescritto la circoncisione per ragioni igieniche. Inoltre, ne parla in modo metaforico: circoncisione del cuore, delle orecchie.

-   Gesù era circonciso, ma Maria e Giuseppe erano ebrei, e non avevano altra scelta che farlo circoncidere, a quel tempo. San Ambrosio spiega: "Poiché il prezzo è stato pagato per tutti dal Cristo, colla sua sofferenza, non c'è più bisogno di fare colare il sangue di ciascuno colla circoncisione".

Facendo soffrire i figli, dice, la circoncisione va contro i due principi del Nuovo Testamento: "Il frutto dello Spirito è amore, gioia, pace, pazienza, benevolenza, bontà, fedeltà, mitezza, dominio di sé" (Ga 5:22) e "Tutto quanto volete che gli uomini facciano a voi, anche voi fatelo a loro" (Mt 7:12).

In Egitto, Anba Gregorius (d. 2001), secondo d'importanza nella gerarchia della Chiesa copta ortodossa, ha scritto un piccolo libro, in arabo, intitolato *La circoncisione nel cristianesimo*. Spiega che la circoncisione, prevista dall'Antico

---

[1]   Ivi, p. 84-87; Bigelow: Evangelical christianity, p. 176.
[2]   Romberg: Circumcision, the painful dilemma.

Testamento, era una preparazione della venuta del Cristo. Il sangue della circoncisione si riferisce al sangue del Cristo salvatore. Dopo la venuta del Cristo, la circoncisione è stata sostituita dal battesimo. E se è praticata, è per ragioni igieniche, cosi come si tagliano le unghie, per evitare l'accumulo di sporcizia e di microbi. Anba Gregorius afferma: "La circoncisione per i ragazzi è una cosa buona e utile, ma non fa parte delle prescrizioni della religione cristiana. Quello che l'abbandona non è punito"[1]. Ma insiste, appoggiando Ibn-al-'Assal, che la circoncisione deve farsi prima del battesimo, e non dopo[2].

In risposta a una questione sollevata dal vescovo greco cattolico, negli Stati Uniti, relativa alla circoncisione, Anba Gregorius scrive:

> La circoncisione [maschile] praticata dai copti, è un'usanza ereditata e rispettata, che ha radici nell'antico Egitto faraonico. Nella Vecchia Alleanza, era sinonimo di battesimo, il quale ha sostituito la circoncisione, nella Nuova Alleanza. Perciò, la circoncisione ha perso, presso i copti, il suo senso religioso, ed è diventata un'usanza relativa all'igiene, e utile per mantenere la pulizia fisica, e per prevenire quelle malattie che risultano dall'accumulo di sporcizia e microbi nel prepuzio. In quanto sinonimo di battesimo, la Chiesa bada ad avvertire i credenti che la circoncisione deve essere praticata prima del battesimo [cristiano], e attira la loro attenzione sulle leggi della Chiesa, che lo prescrivono[3].

Anba Gregorius indica che la circoncisione femminile è "un errore, perché uccide una parte vitale del corpo della donna". Aggiunge: "Insegniamo al nostro popolo che la circoncisione ordinata da Dio nell'Antico Testamento si limita ai maschi"[4]. Altrove, citando Atanasio, dice: "La legge cristiana non permette la circoncisione femminile, e le fonti cristiane sono unanimi in questo campo"[5]. Aggiunge: "La circoncisione femminile è un errore e un peccato; è vietata sul piano della religione, dell'umanità e della salute. Costituisce per la donna un reato simile, in certi suoi aspetti, al reato d'amputazione del pene per l'uomo"[6]. Anba Gregorius cita poi, per sostenere il suo discorso, quello che hanno detto dei medici, cristiani e musulmani, dell'Egitto[7].

In uno studio dedicato alla circoncisione femminile, Maurice As'ad, direttore del *Consiglio delle Chiese d'Oriente*, ricorda che non esiste alcun riferimento alla circoncisione femminile nei libri sacri, e che si tratta di un'usanza faraonica trasmessa attraverso le epoche: "le madri hanno continuato a praticarla sulle loro figlie, e molti padri preferiscono che sia praticata, pensando che essa salvaguardi la castità della figlia"[8].

---

[1] Anba Gregorius: Al-khitan, p. 20-27; v. anche Anba Gregorius: Al-qiyam al-ruhiyyah fi sir al-ma'mudiyyah, vol. 2, p. 47-58.
[2] Anba Gregorius: Al-qiyam al-ruhiyyah fi sir al-ma'mudiyyah, p. 30.
[3] Anba Gregorius: Al-khitan, p. 30-31.
[4] Ivi, p. 30-31.
[5] Ivi, p. 9.
[6] Ivi, p. 19.
[7] Ivi, p. 10-19.

Nonostante che non esista alcuna giustificazione, nel libro sacro dei cristiani, in merito alla circoncisione tanto maschile quanto femminile, As'ad fa una distinzione fra i due tipi di circoncisione. Rigetta la circoncisione femminile:

> Non solo perché non è menzionata nell'Antico Testamento e nemmeno nel Nuovo Testamento, ma perché costituisce un'operazione ripugnante e disumana, nella quale si amputano delle parti degli organi sessuali della donna. Una tale amputazione del corpo della ragazza è vietata dal cristianesimo, che non permette di scherzare con la creazione di Dio. Dio ha creato l'uomo e la donna a sua nobile immagine, e l'uomo non ha il diritto di amputare una parte del suo corpo. La circoncisione femminile differisce da quella maschile per il fatto che quest'ultima non amputa una parte del corpo umano, ma solamente una membrana esterna, senza toccare l'organo sessuale maschile in sé. La circoncisione femminile invece, è un'amputazione di parte degli organi sessuali della ragazza, e meglio del clitoride, parziale o totale, e talvolta delle due labbra, cosa che accade particolarmente nel profondo sud dell'Egitto e in Sudan. I medici ci riportano le complicazioni che risultano da tale circoncisione[1].

La distinzione che fanno i copti tra circoncisione maschile e quella femminile, è la stessa che si trova presso gli autori musulmani e occidentali, che si oppongono alla circoncisione femminile. Ma una tale distinzione manca di coerenza, e non si basa su diagnosi mediche. Inoltre, non vien fatto alcun riferimento a Cirillo, sebbene pure i copti lo considerino una colonna della Chiesa.

---

[8] As'ad: Khitan al-banat, p. 7.
[1] Ivi, p. 8.

Capitolo 5.
Il dibattito religioso presso i musulmani

1) Il dibattito nel passato

Il diritto musulmano ha due fonti principali: il Corano e la Sunnah. Che cosa dicono queste due fonti sulla circoncisione?

Contrariamente all'Antico Testamento e al Nuovo Testamento, il Corano non fa nessuna menzione della circoncisione maschile. La circoncisione femminile è pure non menzionata dal Corano. Il termine circoncisione non vi appare. Ma certi giuristi hanno provato a dedurre l'obbligo alla circoncisione maschile dal seguente versetto:

> E Abramo!... Quando il suo Signore lo provò con i suoi ordini ed egli li eseguì, [il Signore] disse: "Farò di te un imam per gli uomini", "E i miei discendenti?", "Il mio patto, disse [Dio], non riguarda quelli che prevaricano" (2:124).

Secondo una delle interpretazioni date dai commentatori del Corano, questo versetto ordinerebbe di farsi circoncidere[1]. Ora, siccome Abramo è il modello del musulmano perfetto (16:123), quest'ultimo ha dunque l'obbligo di farsi circoncidere come Abramo.

Se il Corano tace in materia di circoncisione maschile e femminile, si trovano invece numerosi detti, attribuiti a Maometto, in merito:

- Un detto riporta che Abramo fu circonciso all'età di 80 o 120 anni, con un'ascia (*qaddum*)[2]. Certi detti dicono invece che Abramo sarebbe nato circonciso, come lo furono altri profeti[3].

- Un detto parla della circoncisione di Maometto, ma in proposito esistono quattro storie che si contraddicono a vicenda, una delle quali dice che egli sarebbe nato circonciso[4]. Queste contraddizioni intorno a un fatto tanto importante, lasciano pensare che Maometto non sia mai stato circonciso,

---

[1]   Al-Tabari: Tafsir, vol. 1, p. 414-416; Al-Tabari: Tarikh, vol. I, p. 143-146; Al-Razi: Al-tafsir, vol. 3, p. 37-38; Al-Tubrusi: Tafsir, vol. 1, p. 76-77; Al-Qurtubi: Al-jami', vol. 2, p. 97-98; Ibn-Kathir: Tafsir, vol. 1, p. 164-167.

[2]   Al-Bukhari, detto 3178; Muslim, detto 2370; Ibn-Hajar: Fath al-bari, vol. 6, p. 390 e vol. 10, p. 342; Al-Qurtubi: Al-jami', vol. 2, p. 98-99; Ibn-'Asakir: Tabyin al-imtinan bil-amr bil-khitan, p. 37.

[3]   Al-Shaykh Al-Saduq: 'Ilal al-shara'i, p. 594; Al-Qurtubi: Al-jami', vol. 2, p. 100; Aldeeb Abu-Sahlieh: Khitan, p. 261-262.

[4]   Al-Ansari: Nihayat al-mihtaj, vol. 8, p. 36.

tanto più che i due biografi di Maometto, Ibn-Ishaq (d. 767) e Ibn-Hisham (d. 828), non ne fanno parola.

- Un detto parla della circoncisione che Maometto praticò sui suoi due nipotini, Al-Hasan e Al-Husayn, al loro settimo giorno. Ma questa circoncisione è riportata solamente nelle fonti sciite[1]. Non è menzionata nelle sei raccolte sunnite accreditate, né nella raccolta di Ibn-Hanbal, né negli scritti di Ibn-Ishaq, né in quelli di Ibn-Hisham.

- Un detto si riferisce a ciò che si chiama *sunan al-fitrah*, le leggi della natura. Queste leggi sarebbero 3, 4, 5, 10, 16 o 30, a dipendenza del detto[2]. Tra questi detti si trova talvolta menzionata la circoncisione. Così, un detto riportato da Abu-Hurayrah dice: Cinque [leggi] fanno parte della natura: circoncidersi, radersi il pube, depilarsi le ascelle, tagliarsi le unghie e i baffi. La versione di Ibn-Kathir (d. 1373) del *Muwatta'*, di Malik, riporta un detto: "Cinque [leggi] fanno parte della natura: tagliarsi le unghie e i baffi, depilarsi le ascelle, radersi il pube e circoncidersi"[3]. Ma questo detto, non figura nella versione di Al-Shaybani (d. 805) del *Muwatta'*.

- 'Uthaym Ibn-Kulayb riporta che suo nonno si presentò a Maometto e dichiarò di essersi convertito all'islam. Maometto gli ordinò: "Raditi i capelli della miscredenza". Secondo un'altra fonte, gli avrebbe detto: "Raditi i capelli della miscredenza e circonciditi"[4]. Ibn-Hajar dice di questo detto: "La catena di trasmissione di questo detto è debole, niente può essere considerato come una prova, sulla sua base"[5].

- Secondo Abu-Hurayrah, Maometto avrebbe detto: "Quello che si converte all'islam deve circoncidersi, anche se è vecchio". Ibn-Qayyim Al-Jawziyyah (d. 1351) dice che questo detto è senza catena di trasmissione, e quindi non può essere invocato[6].

- Si sarebbe chiesto a Maometto se un non circonciso potesse fare il pellegrinaggio. Avrebbe risposto allora: "No, finché non si circoncida"[7]. Ibn-al-Mundhir dice di questo detto che la sua catena di trasmissione è sconosciuta, e che quindi non può essere considerato una prova[8].

- Gli sciiti riportano dei detti, che considerano impura l'urina del non circonciso. Secondo uno di questi detti, Maometto avrebbe detto:

---

[1]   Al-'Amili: Wasa'il al-shi'ah, vol. 15, p. 165.
[2]   Ibn-Hajar: Fath al-bari, vol. 10, p. 336-338.
[3]   Malik: Al-Muwatta' bi-riwayat Ibn-Kathir, vol. 2, p. 573.
[4]   Al-muntakhab min al-sunnah, vol. 3, p. 95 e nota 3 nella stessa pagina.
[5]   Ibn-Hajar: Fath al-bari, vol. 10, p. 341. Al-Shawkani: Nayl al-awtar, in: Aldeeb Abu-Sahlieh: Khitan, annesso 2.
[6]   Ibn-Qayyim Al-Jawziyyah: Tuhfat al-mawdud, in: Aldeeb Abu-Sahlieh: Khitan, annesso 1. V. anche Al-Shawkani: Nayl al-awtar, in: Aldeeb Abu-Sahlieh: Khitan, annesso 2.
[7]   Ibn-'Asakir: Tabyin al-imtinan bil-amr bil-khitan, p. 33; Al-Bayhaqi: Al-sunan al-kubra, vol. 8, p. 563.
[8]   Ibn-Qayyim Al-Jawziyyah: Tuhfat al-mawdud, in: Aldeeb Abu-Sahlieh: Khitan, annesso 1.

"Circoncidete i vostri figli al settimo giorno, perché questo è un atto puro e fa crescere più velocemente la carne. La terra resta impura per quaranta giorni, a causa dell'urina del non circonciso"[1].

- Al-Hajjaj Ibn-Arda'ah riporta che Maometto disse: "La circoncisione è una *sunnah* per gli uomini e *makrumah* [azione meritoria] per le donne"[2]. Questo autore non è ritenuto affidabile, da vecchi autori come Al-Qurtubi[3] e Ibn-Hajar[4].

- Gli sciiti riportano, uditi dai loro imam, dei detti simili, di cui citiamo:

- 'Ali disse: "Non è male che la donna sia circoncisa, ma per l'uomo la circoncisione è indispensabile"[5].

- Gia'far Al-Sadiq disse: "La circoncisione della schiava (ragazza) è una *makrumah* e non una sunnah o un obbligo, ma cos'è migliore della *makrumah*?"[6]

- Maometto incontrò una donna che circoncideva, chiamata Um-'Atiyyah e le disse: "Taglia poco e non esagerare, perché ciò rende il viso più radioso ed è migliore per l'uomo". Questa formula è espressa in differenti varianti, che hanno lo stesso senso. Abu-Da'ud (d. 888), considera questo detto come poco affidabile[7]. Secondo un'altra versione riportata dagli sciiti[8], Maometto incontrò una donna chiamata Um-Habibah, che circoncideva le schiave (ragazze), e le chiese se continuasse a esercitare il suo mestiere. Lei rispose: "Sì messaggero di Dio, a meno che ciò non sia illecito e che tu voglia vietarmelo". Maometto replicò: "No, è lecito. Avvicinati a me affinché ti insegni: Se circoncidi, non esagerare, perché ciò rende il viso più radioso, e ciò è meglio per l'uomo". Questa versione è citata soprattutto dallo sceicco dell'Azhar Jad-al-Haq[9], senza indicare le sue fonti, probabilmente perché sono sciite.

- Si chiese a 'Ayshah, moglie di Maometto, se l'uomo dovesse lavarsi dopo i rapporti sessuali senza eiaculazione. Rispose affermativamente. La sua risposta è citata sotto differenti forme di cui la successiva: "Se le due circoncisioni si incontrano o si toccano, bisogna lavarsi"[10]. Ciò

---

[1] Al-Tubrusi: Makarim al-akhlaq, p. 220; Al-Kalini: Al-furu' min al-kafi, vol. 6, p. 35-36; Ibn-'Asakir: Tabyin al-imtinan bil-amr bil-khitan, p. 42; Al-'Amili: Al-lam'ah al-dimashqiyyah, vol. 5, p. 446; Ibn-Abi-al-Dunya: Kitab al-'iyal, p. 333.

[2] Al-Bayhaqi: Ma'rifat al-sunan, vol. 13, p. 63.

[3] Al-Qurtubi: Al-jami', vol. 2, p. 99.

[4] Ibn-Hajar: Fath al-bari, vol. 10, p. 341.

[5] Al-'Amili: Wasa'il al-shi'ah, vol. 15, p. 163.

[6] Ivi, p. 167.

[7] V. Abu-Da'ud, detto 5271. V. anche Al-Bayhaqi: Al-sunan al-kubra, vol. 8, p. 562; Ibn-Abi-al-Dunya: Kitab al-'iyal, p. 331 e la nota.

[8] V. Al-Kalini: Al-furu' min al-kafi, vol. 6, p. 38; Al-Tubrusi: Makarim al-akhlaq, p. 220. V. Aldeeb Abu-Sahlieh: Khitan, p. 290.

[9] V. le sue due fatwa in: Aldeeb Abu-Sahlieh: Khitan, annessi 5 e 6. V. anche Al-Ghawwabi: Khitan al-banat, p. 50; Al-Jamal: Nihayat al-bayan, p. 47.

significherebbe che se il sesso maschile circonciso tocca il sesso femminile circonciso, bisogna lavarsi. Se ne deduce che la circoncisione fosse praticata, al tempo di Maometto[1] .

- I musulmani giustificano la circoncisione maschile riferendosi ad Abramo, il modello dei credenti, e padre degli ebrei per via di Isacco, e degli arabi per via di Ismaele. Certi tentano di giustificare la circoncisione femminile riferendosi a Hagar, madre di Ismaele. Così, Al-Jahidh (d. 868) scrive: "La circoncisione è praticata tutt'oggi dagli arabi, dagli uomini e dalle donne, in virtù di Abramo e Hagar"[2] . Il giurista classico Ibn-Qayyim Al-Jawziyyah (d. 1351) scrive:

  È detto, per quanto riguarda la giustificazione della circoncisione delle donne, che quando Sara offrì Hagar ad Abramo, quest'ultimo ebbe dei rapporti sessuali con lei, e che lei rimase incinta. Sara ne fu invidiosa e giurò di tagliarle tre membra. Temendo le tagliasse il naso e le orecchie, Abramo ordinò a Sara di bucare le orecchie di Hagar e di circonciderla. Da allora, questa pratica diventò un dovere legale (*sunnah*) per le donne. Non si può rifiutare questo fatto, così come non si può rifiutare che la marcia tra due montagne [nel pellegrinaggio], ha per origine il cammino di Hagar tra queste due montagne, alla ricerca di soccorso per suo figlio, e che il lancio di sassi contro il diavolo [nel pellegrinaggio], ha per origine il lancio di sassi di Ismaele, alla partenza con Abramo. Così, Dio istituì questo dovere legale per i suoi credenti, in ricordo delle parole del suo amico Abramo, e per rendere omaggio alla sua fede[3].

A partire da questi dati, i giuristi musulmani classici hanno stabilito che la circoncisione maschile debba essere resa obbligatoria. Per quanto riguarda la circoncisione femminile si sono divisi: certi considerandola come obbligatoria, altri considerandola come atto meritorio, facoltativo. Ma nessuno di essi ha lasciato il libero arbitrio alla persona non ancora circoncisa: È il suo tutore che può decidere se farla circoncidere o no. Riportiamo alcune citazioni di questi giuristi:

- Ibn-al-Jallab (malikita, d. 988), cita, riportando Malik, il detto di Maometto relativo alle dieci leggi della natura, in cui si parla della circoncisione, e considera la circoncisione come sunnah, sia per gli uomini che per le donne[4].

- Al-Tusi (sciita, d. 1067), dice che non si può lasciare, assolutamente, un uomo incirconciso, anche se molto anziano. In quanto alla donna, dice che la sua circoncisione è un atto molto meritorio, ma che si può anche lasciarla incirconcisa[5].

---

[10] V. Al-Bayhaqi: Ma'rifat al-sunan, vol. 1, p. 462-468.
[1] Al-Marsafi: Ahadith al-khitan, p. 15.
[2] Al-Jahidh: Kitab al-hayawan, vol. 7, p. 27.
[3] Ibn-Qayyim Al-Jawziyyah: Tuhfat al-mawdud, in: Aldeeb Abu-Sahlieh: Khitan, annesso 1. per altre fonti, v. Aldeeb Abu-Sahlieh: Khitan, p. 304-306.
[4] Ibn-al-Jallab: Al-tafri', vol. 2, p. 347.
[5] Al-Tusi: Al-nihayah, p. 502.

- Al-Nazawi (ibadita, d. 1162), dice che la circoncisione deve essere resa obbligatoria per ogni musulmano. Se un musulmano rifiuta di farsi circoncidere, può anche essere messo a morte. La circoncisione femminile non è obbligatoria, ma si può ordinare alla donna di circoncidersi, per accrescere l'onore del marito[1].
- Ibn-Qudamah (hanbalita, d. 1223), dice che la circoncisione è un dovere per gli uomini e un atto meritorio, per nulla obbligatorio, per le donne[2].
- Al-Nawawi (shafi'ita, d. 1277), dice che la circoncisione è un obbligo per gli uomini e anche per le donne[3].
- Ibn-Mawdud Al-Musuli (hanafita, d. 1284), dice che la circoncisione è una sunnah per gli uomini e un atto meritorio per le donne. Se gli abitanti di una contrada dovessero decidere unanimemente di abbandonare la circoncisione [maschile e femminile], l'imam dichiarerà loro guerra, perché la circoncisione fa parte dei rituali dell'islam, ed è una sua caratteristica[4].

Se i musulmani hanno generalmente tutti integrato la circoncisione maschile nei loro costumi, esistono alcuni fatti che mettono in dubbio il suo carattere obbligatorio e la sua generalizzazione, al tempo di Maometto:

- Ibn-Hanbal, riporta che 'Uthman Ibn Abu-al-'As (d. 671) fu invitato a una circoncisione. Non essendo giunto, glielo si rimproverò. Egli rispose: "Al tempo del profeta Maometto non praticavamo la circoncisione e non vi eravamo invitati"[5].
- Si rivolse ad Hasan, figlio all'imam 'Ali, la seguente domanda: "Si riporta dei *veridici*, la necessità di circoncidere i figli al settimo giorno, affinché siano purificati, in quanto la terra si lamenta sennò gridando a causa dell'urina del non circonciso. Ora, i nostri barbieri non sanno praticare la circoncisione e non circoncidono il settimo giorno. Abbiamo qui dei barbieri ebrei. Si può dunque far circoncidere i figli musulmani da loro?" L'imam Hasan rispose: "La Sunnah è al settimo giorno. Non contraddite la Sunnah"[6]. La storia dimostra che solo gli ebrei praticavano la circoncisione maschile, e che gli arabi non ebrei non avevano dei barbieri che sapevano praticarla.
- Ibn-Qayyim Al-Jawziyyah (d. 1351) riporta che un emiro di Basrah, in Iraq, chiese agli anziani quale fosse la loro religione. Risposero che erano musulmani. Scoprendo che non erano circoncisi, egli diede ordine di circonciderli. Era inverno, ed alcuni morirono [a causa dell'operazione]. Stupito, Hasan Al-Basri (d. 728) disse: "Al tempo di Maometto, dei bizantini, dei persiani e degli etiopi, si convertirono all'islam, e non furono ispezionati"[7]. Ibn-Qudamah (d. 1223), riporta di lui che "si disinteressava

[1]   Al-Nazawi: Al-musannaf, vol. 2, p. 42.
[2]   Ibn-Qudamah: Al-mughni, vol. 1, p. 70-71.
[3]   Al-Nawawi: Al-majmu', vol. 1, p. 300-301.
[4]   Al-Musuli: Al-ikhtiyar, vol. 4, p. 167.
[5]   Ibn-Hanbal, detto 17450.
[6]   Al-'Amili: Wasa'il al-shi'ah, vol. 15, p. 160.

della circoncisione di quelli che si convertivano all'islam, poiché diceva che neri e bianchi, convertiti all'islam al tempo di Maometto, non venivano ispezionati e nemmeno circoncisi"[1].

- Al-Nawawi (d. 1277) riporta, di Ibn-al-Mundhir (d. 931), che "non esiste in materia di circoncisione né interdizione, né data precisa in cui compierla, né sunnah da seguire, e che questo atto rimane nel campo del lecito[2]". Ciò significa che, a suo tempo, si lasciava scegliere alla persona se farsi circoncidere o no.

- Al-Tabari (d. 923), dice che il califfo 'Umar Ibn 'Abd-al-'Aziz (d. 720) scrisse al suo generale dell'esercito, Al-Jarrah Ibn 'Abd-Allah (d. 730), dopo aver conquistato la regione di Kharassan: "Quello che prega davanti a te rivolgendosi alla Mecca, dispensalo dal pagamento del tributo". La gente si affrettò allora a convertirsi all'islam. Si disse allora al generale che la gente si convertiva per non pagare il tributo, e che doveva imporre loro la prova della circoncisione. Il generale consultò il Califfo. Questo gli rispose: "Dio ha mandato Maometto per chiamare la gente all'islam, e non per circonciderli"[3].

Per quanto riguarda la circoncisione femminile, non sembra aver avuto la stessa importanza della circoncisione maschile. Ne riportiamo, a riprova, il fatto che si utilizzasse l'espressione *"figlio di una tagliatrice di clitoride"*, in qualità d'insulto[4]. Segnaliamo anche che Maometto aveva quattro figlie; i biografi di Maometto non fanno nessuna menzione del fatto che le abbia circoncise. Ibn-al-Haj dice, a questo riguardo, che: ci furono divergenze d'opinione, in merito al fatto d'imporre la circoncisione femminile a tutte le donne, o d'imporla solo a quelle d'Oriente che avevano un'escrescenza, e non a quelle del Maghreb che non ne avevano. Di conseguenza, solo le orientali sarebbero state sottomesse alla circoncisione femminile[5].

Sembra anche che la circoncisione femminile sia stata riservata a una classe sociale. Così certi detti parlano in generale della circoncisione delle donne, altri parlano invece della circoncisione delle schiave (*jariyah*). Al-Baji (d. 1081), riporta che Malik avrebbe detto: "Quello che acquista una schiava per tenersela, che la circoncida. Se invece intende rivenderla, non è tenuto a circonciderla"[6].

2) Il dibattito attuale

Oggi la circoncisione maschile è praticata in modo generalizzato, in Egitto e negli altri paesi musulmani, e fa raramente discutere le autorità religiose. Per quanto riguarda la circoncisione femminile, è praticata in certi paesi musulmani, dove però

---

[7] Aldeeb Abu-Sahlieh: Khitan, annesso 1.
[1] Ibn-Qudamah: Al-mughni, vol. 1, p. 70.
[2] Al-Nawawi: Al-majmu', vol. 1, p. 309.
[3] Al-Tabari: Tarikh, vol. 3, p. 592.
[4] Si trova questo insulto nella raccolta di Ibn-Hanbal, detto 15647.
[5] Ibn-al-Haj: Al-madkhal, vol. 2, p. 296.
[6] Al-Baji: Kitab al-muntaqa, vol. 7, p. 232.

le autorità religiose hanno opinioni diametralmente opposte fra loro, in merito. Certi la difendono con le unghie e coi denti, basandosi sulle fonti classiche, mentre altri tentano di abolirla, contestando la sua legittimità a livello religioso. Parecchie fatwa sono state pubblicate dagli uni e dagli altri[1]. Secondo le statistiche del 2005, il 95.8% delle donne egiziane tra i 15 e 45, sono circoncise[2]. Numerosi paesi musulmani non conoscono tuttavia la circoncisione femminile (Iran, paesi dell'Africa del Nord, Giordania, Siria, ecc.), ma non esistono informazioni certe a questo livello. Difatti si è scoperto solamente recentemente che la circoncisione femminile viene praticata nel Nord dell'Iraq[3].

La messa in discussione della circoncisione maschile e femminile, necessita assolutamente una rianalisi della loro pertinenza a livello religioso.

Come abbiamo visto, i vecchi giuristi hanno tentato di stabilire la pertinenza della circoncisione maschile, invocando il versetto 2:124, citato sopra, relativo agli ordini che furono impartiti ad Abramo. Questa presa di posizione viene tuttavia rigettata da Al-Shawkani (d. 1834)[4], dallo sceicco 'Abduh (d. 1905)[5], e dallo sceicco Shaltut (d. 1964)[6]. Altri considerano che il silenzio del Corano, in merito alla circoncisione, sia motivato dal fatto che essa, sia maschile che femminile, è contraria alla filosofia del Corano, che insiste sulla perfezione della creazione di Dio, e vieta di attentarle, salvo in caso di sanzione penale. Diamo qui i versetti invocati:

> È lui che vi plasma come vuole negli uteri (3:6).
>
> Signore, non hai creato tutto questo invano (3:191).
>
> Ogni cosa ha giusta misura presso di lui (13:8).
>
> Pensavate che vi avessimo creati per celia e che non sareste stati ricondotti a noi? (23:115).
>
> Benedetto [...] colui che ha creato ogni cosa e le ha dato giusta misura (25:1-2).
>
> Natura originaria che Dio ha connaturato agli uomini; non c'è cambiamento nella creazione di Dio (30:30).
>
> Egli [...] ha perfezionato ogni cosa creata e dall'argilla ha dato inizio alla creazione dell'uomo (32:6-7).
>
> Non creammo invano il cielo e la terra e quello che vi è frammezzo (38:27).
>
> Vi ha dato forma - e che armoniosa forma vi ha dato (40:64).

---

[1] Aldeeb Abu-Sahlieh: Khitan, annessi 3-13, 20, 21 e 24.

[2] Egypt: DHS, 2005, p. 211:
www.measuredhs.com/pubs/pub_details.cfm?ID=586&srchTp=ctry.

[3] Christian Science Monitor, 10 agosto 2005, in: www.csmonitor.com/2005/0810/p06s01-woiq.html; Women living under Muslim laws, 27 agosto 2005, in:
www.wluml.org/english/newsfulltxt.shtml?cmd%5B157%5D=x-157-318379.

[4] Al-Shawkani: Fath al-qadir, vol. 1, p. 139-140.

[5] 'Abduh: Tafsir, vol. 1, p. 454.

[6] Aldeeb Abu-Sahlieh: Khitan, annesso 7.

Ogni cosa creammo in giusta misura (54:49).

Vi ha plasmati in una forma armoniosa (64:3).

O uomo, cosa mai ti ha ingannato circa il tuo nobile Signore che ti ha creato, plasmato e t'ha dato armonia e che ti ha formato nel modo che ha voluto? (82:6-8).

Invero creammo l'uomo nella forma migliore (95:4).

Dio maledice colui che disse: "Certamente mi prenderò una parte stabilita dei tuoi servi, li condurrò alla perdizione, li illuderò con vane speranze, darò loro ordini ed essi taglieranno gli orecchi degli armenti; io darò gli ordini e loro snatureranno la creazione di Dio". Chi prende Satana per patrono al posto di Dio, si perde irrimediabilmente (4:118-119).

Se consideriamo che la circoncisione, tanto maschile quanto femminile, è una mutilazione di un organo sano, insostituibile, il quale ha un ruolo innegabile nella protezione del glande e nella relazione sessuale, dobbiamo ammettere che questa pratica viola il Corano e può solamente essere biasimata dal Corano stesso. In più, i versetti 4:118-119 considerano il fatto di tagliare gli orecchi al bestiame, come obbedienza a Satana. Che cosa dire allora dal fatto che si attenti all'integrità fisica dell'essere umano?!

Il fatto che il Corano sottolinei la perfezione della creazione, è invocato oggi dagli autori musulmani che si oppongono alla circoncisione femminile[1]. Questi autori evitano di generalizzare il concetto, per estendere la loro opposizione anche alla circoncisione maschile. Così, 'Uways scrive che la circoncisione femminile "attenta al corpo della ragazza e la priva di una parte dell'organo sessuale e naturale che Dio ha creato per una ragione e uno scopo che lui conosce". Ma distingue tra le circoncisioni femminile e maschile, quest'ultima non essendo, secondo lui, un'ablazione di una parte dell'organo sessuale dell'uomo, ma la rimozione di una pelle superflua (*jild za'id*)[2]. Si trovano, tuttavia, degli autori che parlando di ablazione sia in merito alla circoncisione maschile, che a quella femminile. Tra costoro c'è la scrittrice e medico egiziana Nawal Al-Saadawi, che scrive:

> Il senso generale della religione è l'uguaglianza, la giustizia, l'amore e la salute per tutti gli esseri umani, uomini e donne. Non può esistere una religione che esalti la malattia, la mutilazione dei corpi delle ragazze, e l'ablazione dei loro clitoridi. Se la religione proviene da Dio, come può allora ordinare di tagliare un organo del corpo creato da lui stesso? È presunto che Dio non crei gli organi arbitrariamente. È impossibile che Dio crei il clitoride nel corpo della donna, per poi rivelare una religione che ordini lei di tagliarlo. Sarebbe una grave contraddizione, in cui Dio non potrebbe certo cadere. Così, Dio creò il clitoride come organo sensibile, per la relazione sessuale, il cui unico obiettivo era di far provare piacere sessuale

---

[1] Al-Najjar: Mawqif al-islam, p. 9; Da'ud: Al-khifad al-far'uni, p. 22-23; Aldeeb Abu-Sahlieh: Khitan, annesso 12.

[2] 'Uways: Khitan al-inath, p. 9 e 12.

alla donna. Questo significa che Dio concede alla donna di provare questo piacere, e che per lei provarlo è necessario alla sua salute psichica[1].

Questo e altri testi[2], condannano chiaramente la circoncisione femminile, ma mantengono il silenzio in merito alla circoncisione maschile. Al-Saadawi ha negli ultimi anni rivelato che questo suo silenzio al riguardo, era dovuto al rispetto della censura, che le impediva di schierarsi, per scritto, contro la circoncisione maschile. Così, in un articolo del 5 febbraio 1995, dice:

Da quando ho finito la Facoltà di medicina nel dicembre 1954, ho sentito una grande responsabilità al riguardo di ciò che si chiama la circoncisione o l'ablazione di una parte del corpo del ragazzo o della ragazza, compiuta col pretesto di motivi igienici, morali, religiosi o estetici.

Negli anni sessanta ero membro del Sindacato dei medici. Sono intervenuta in una seduta per chiedere al Consiglio del sindacato di vietare la circoncisione dei ragazzi e delle ragazze in Egitto. Ma la maggioranza ha rifiutato di discutere su questo tema. Diceva che la circoncisione maschile era utile per la salute, la pulizia e la forma, e che si tratta di un'operazione leggera, di purificazione, simile a quella del taglio delle unghie. Certi medici dicevano che fosse un'usanza antica, molto utile per la salute, addirittura menzionata nell'Antico Testamento e che noi, i musulmani, credessimo a quanto scritto nell'Antico Testamento, nel Vangelo e nel Corano [...].

Non potevo convincere i miei colleghi presenti nel Sindacato. Sono ricorsa allora alla scrittura, per rivolgermi al pubblico. All'inizio, la censura cancellava tutto ciò che riguardava la circoncisione maschile o femminile. Poi, negli anni sessanta, ha cominciato ad alleggerire il suo controllo, permettendomi di scrivere contro la circoncisione femminile. Ma la censura riusciva sempre a cancellare gli elementi più importanti del mio discorso. Per quanto riguarda la circoncisione maschile, non permetteva che si scrivesse una benché minima cosa contro di essa[3].

Al-Saadawi ha confermato la sua opposizione alla circoncisione maschile in altri articoli, e nella sua prefazione al volume primo del nostro libro sulla circoncisione, scritto in lingua araba[4].

Un altro autore merita di essere menzionato. Si tratta di Jamal Al-Banna, cadetto rispetto al fratello Hasan Al-Banna, fondatore dei Fratelli musulmani. Da noi interpellato in merito, ha redatto un testo che abbiamo pubblicato come allegato nel volume primo del nostro libro sulla circoncisione[5]. In questo testo, Al-Banna rigetta la circoncisione maschile e femminile ricordando, oltre al danno fisico che ne deriva, che la creazione di Dio è perfetta. Dice:

---

[1] Al-Saadawi: Al-mar'ah wal-sira' al-nafsi, p. 74.
[2] V. per esempio: Al-Saadawi: The hidden face of Eva, p. 42.
[3] Al-Saadawi: Haqa'iq al-tib al-jadidah.
[4] V. Al-Saadawi: Marrah ukhra; Al-Saadawi: Awqifu khitan al-dhukur; e la prefazione del mio libro: Aldeeb Abu-Sahlieh: Khitan, p. 11-16.
[5] Aldeeb Abu-Sahlieh: Khitan, annesso 23.

Il versetto coranico "Invero creammo l'uomo nella forma migliore" (95:4) contraddice chi pretende che la circoncisione serva a correggere un'imperfezione della natura umana, e tale pretesa contraddice il testo coranico. Dio ha voluto che gli uomini e le donne fossero creati nella forma più perfetta [...]. Credo fermamente che sia un diritto degli uomini e delle donne quello di vivere come Dio li ha creati, e credo che Dio abbia dato forma ad ogni organo nel modo più perfetto, e la stessa cosa vale per quanto riguarda gli organi sessuali dell'uomo e della donna.

Non basta tuttavia tagliare ogni legame tra la circoncisione e il Corano. Bisogna affrontare anche la Sunnah. Abbiamo visto, riportando i detti di Maometto, che questi detti sono già stati messi in dubbio da parte degli autori classici. Questi dubbi sono risollevati anche da Al-Shawkani, che scrive: "In verità, non esiste alcuna prova autentica che sostenga il carattere obbligatorio della circoncisione [maschile e femminile]"[1]. Questi pensieri sono ripresi dallo sceicco Shaltut, che li applica alla circoncisione maschile e femminile[2], e da Sabiq[3], che pure li applica ad entrambi, mentre sono ripresi da Al-'Awwa[4], che li applica alla circoncisione femminile.

Gli oppositori alla circoncisione maschile ricusano le argomentazioni in favore, tratte dalla Sunnah. È il caso di 'Isam-al-Din Hafni Nasif, che ha tradotto in arabo un libro americano contro la circoncisione, intitolato *In the name of humanity*[5], sotto il titolo *La circoncisione è un errore ebraico nocivo*[6]. Ha scritto una lunga prefazione, intitolata *Ricerca nelle nazioni musulmane sulla circoncisione, che è una delle tracce israelitiche nell'islam*[7]. Questo libro è stato pubblicato (nel 1971?) da una casa editrice governativa, che non l'ha pubblicizzato. È sparito velocemente dalle librerie. Ma il giornalista satirico Muhammad 'Afifi ne ha fatto un resoconto molto positivo, e ha appoggiato molto la posizione di Nasif[8].

L'attribuzione della circoncisione agli ebrei si trova anche in un libro del giudice libico pensionato Mustafa Kamal Al-Mahdawi[9]. Si segnala, a questo riguardo, che questo giudice appartiene a una corrente di pensiero che rigetta praticamente ogni riferimento alla Sunnah, e accetta, come fonte per il diritto musulmano, soltanto il Corano.

Nel mese di aprile 2004, ho incontrato un gruppo di giovani universitari egiziani musulmani e cristiani dei due sessi, che lavorano assiduamente ad un libro corredato da immagini, scritto in lingua araba, contro la circoncisione tanto maschile quanto femminile, basandosi in modo particolare sulle mie ricerche. La

---

[1] Al-Shawkani: Nayl al-awtar, in: Aldeeb Abu-Sahlieh: Khitan, annesso 2.
[2] Shaltut, in: Aldeeb Abu-Sahlieh: Khitan, annesso 8.
[3] Majallat al-tahrir, 28.10.1958, citata in: Ahmad: Ara' 'ulama al-din, p. 12-13.
[4] Al-'Awwa: Khitan al-banat, in: Aldeeb Abu-Sahlieh: Khitan, annesso 12.
[5] Lewis: In the name of humanity.
[6] Lewis: Al-khitan dalalah isra'iliyyah mu'dhiyah.
[7] V. il testo di questa prefazione in: Aldeeb Abu-Sahlieh: Khitan, annesso 20.
[8] 'Afifi: Murshid al-hayran, testo in: Aldeeb Abu-Sahlieh: Khitan, annesso 21.
[9] Al-Mahdawi: Al-bayan bil-Qur'an, vol. I, p. 348-350.

pubblicazione di questo libro è stata chiesta da UNICEF-Egitto, che ha tentato di dissuaderli affinché si limitassero a trattare della circoncisione femminile, ma il gruppo in questione si è rifiutato di ottemperare alle condizioni, e ha voluto trattare anche la circoncisione maschile, a rischio di vedersi rigettare il testo e di ritrovarsi gli onorari soppressi. Tutti i suoi membri considerano ingiustificata la distinzione fatta dall'UNICEF, tra circoncisioni maschili e femminili. Se un tale libro vedrà la luce, e verrà distribuito in Egitto, sarà il primo caso nella storia in cui un'organizzazione internazionale, che non rispetta i diritti dell'uomo, si è dovuta piegare alla volontà della gente.

Capitolo 6.
Il dibattito medico

1) La circoncisione tra dibattiti religiosi e dibattito medico

Un elemento nuovo è apparso, nel secolo passato, in seno al dibattito attorno alla circoncisione maschile e femminile: quali siano i vantaggi e gli svantaggi, a livello medico, relativi a queste due pratiche. La prima questione che si pone, è di sapere se sia possibile utilizzare argomentazioni di tipo medico, in merito ad una pratica che si crede innanzitutto religiosa. Un medico ebreo britannico scrive:

> La circoncisione è un'alleanza tra Dio e Abramo e i suoi discendenti, secondo la Torah [...]. Perciò non c'è dibattito, all'interno al giudaismo, in merito alla necessità o non necessità della circoncisione, in seno alla legge ebraica. Non c'è ragione per cercare giustificazioni basate sulla salute o su altri motivi. La circoncisione è un comandamento di Dio e, per questa ragione, nessun intervento può persuadere gli ebrei religiosi ad interrompere la pratica di questo rituale[1].

Il Dr Shimon Glick, direttore del Centro di educazione medica dell'università di Ben-Gurion, in Israele, mi ha mandato, nel 1994, un articolo di Kreiss e Hopkins, concernente la circoncisione e la prevenzione dell'AIDS. Ha allegato all'articolo un piccolo biglietto, scritto a mano, in cui dice: "Per conoscenza vostra e dei vostri colleghi. Se Dio comanda un'azione, non può essere nociva!"

Nel film di Victor Schonfeld *It's a boy*, diffuso da una televisione britannica nel 1995, sulla circoncisione di un bimbo ebreo, che per questo finì in cure intense, il Dr Morris Sifman, membro medico dell'*Initiation Society*, un'organizzazione che avvince i *mohel*, afferma:

> Se si scoprisse che la circoncisione fosse realmente nociva, saremmo forse portati a riconsiderarne la pratica. Ma non ho dubbi, il benché minimo dubbio, che ciò non avverrà mai, perché un comandamento dato da Dio, può essere solamente un buon comandamento[2].

Si ritrova una posizione simile presso un giurista musulmano egiziano, a proposito della circoncisione femminile. Alla domanda: "Che cosa fare se la scienza contraddicesse le norme religiose?", risponde:

---

[1]   Glass: Religious circumcision, p. 17.
[2]   It's a boy, film di Victor Schonfeld, 1995, Broadcast Channel 4 TV, 21.9.1995; Price: Male non-therapeutic circumcision, p. 432.

Ciò che conta è la norma religiosa, anche se contraddice la scienza. Questo risulta dal fatto che il rispetto della norma religiosa è in se un'ubbidienza a Dio, anche se non vediamo la ragione di questa norma. Prova ne è che si baci la pietra nera, e che si gettino dei sassi, durante il pellegrinaggio, in ubbidienza alla norma religiosa, anche se non sappiamo che ragione ci sia di compiere questi gesti. Questo costituisce il massimo dell'adorazione di Dio e dell'ubbidienza verso di Dio[1].

Ma si ricrede:

Non si può nemmeno immaginare che la scienza possa contraddire le norme religiose. E se una tale contraddizione dovesse presentarsi, sarebbe a causa di un errore nell'opinione scientifica, e non nella norma religiosa. Ora, la circoncisione femminile si basa su dei detti profetici nobili, e Maometto "non parla d'impulso: non è che una Rivelazione ispirata" (53:3-4). Di conseguenza, la sua approvazione in merito alla circoncisione femminile, sta a significare che quest'ultima deve portare necessariamente dei benefici. Se la scienza è oggi incapace di scoprire questi benefici, verrà un giorno in cui sarà in grado di farlo. Questo è stato il caso in merito alla circoncisione maschile, di cui si sono oggi scoperti i benefici sconosciuti agli scienziati nel passato. Così, i suoi oppositori hanno cambiato il loro parere, finendo per sostenerla, al punto che oggi è praticata in tutte le regioni del mondo. Maometto è giunto come una "misericordia per il creato" (Corano 21:107), e perciò non può averci comandato di fare qualcosa che sia pregiudizievole per noi[2].

2) I danni per la salute

La circoncisione è un'operazione che talvolta comporta dei rischi mortali. I rabbini se ne sono resi conto, ma hanno insistito sulla necessità di compiere questo rituale religioso. Così, il Talmud non dispensa un figlio dalla circoncisione, a meno che almeno due fratelli o nipoti, da parte di madre, non siano deceduti a causa della circoncisione[3], e si suppone che ciò sia avvenuto a causa di un'emofilia ereditaria. Al-Nazawi (d. 1162) ricorda che esiste la dispensa di circoncidere il figlio, se egli appartiene ad un gruppo di cui si sa che i figli rischiano di morire, in seguito alla circoncisione[4].

Al-Jahidh (d. 868) descrive alcune complicazioni che subentravano alla circoncisione, ai suoi tempi, particolarmente quando essa aveva luogo in periodo di grande freddo o di grande caldo[5]. Si trovano, nei libri dei giuristi classici, numerosi riferimenti a casi di decessi e di deformità, risultanti dalla circoncisione, e quali conseguenze giuridiche questi casi generino. Il famoso chirurgo Al-Zahrawi (d. 1036), indica i metodi per curare le complicazioni[6].

---

[1]   Taha: Khitan al-inath, p. 72.
[2]   Taha: Khitan al-inath, p. 72-73. V. anche p. 86; Al-Banna: Ra'y, p. 86.
[3]   Barth: Berit mila, p. 164.
[4]   Al-Nazawi: Al-musannaf, vol. 2, p. 44.
[5]   Al-Jahidh: Kitab al-hayawan, vol. 7, p. 25-27.

Nonostante i suoi rischi, la circoncisione viene praticata da più di duemila anni, in nome della religione. Ma si comincia a chiedersi se valga la pena di esporsi a tali rischi. I difensori della circoncisione, hanno cercato di minimizzarli. I medici arabi si riferiscono spesso agli autori occidentali che la pensano come loro, per dimostrare che la circoncisione è un'operazione auspicabile, poiché è comandata da Dio.

Basandosi particolarmente sui dati forniti da Wiswell, il più grande propagandista americano in favore della circoncisione maschile, il Dr Pasha scrive nel suo libro in arabo, intitolato *I segreti della circoncisione si manifestano nella medicina moderna*:

> Le complicazioni relative alla circoncisione maschile sono molto rare. Uno studio condotto su 100'000 bambini circoncisi, dimostra che il tasso di queste complicazioni non supera il 2/1000. Queste complicazioni si limitano ad emorragie facili da curare, o a infezioni leggere. Su due milioni di bambini circoncisi, non ce n'è stato che uno ad essere deceduto in seguito a circoncisione, ed essa praticata da una persona ordinaria, a casa. Tali cifre [di decesso] sono insignificanti, se le si paragona ai 225-317 casi di morti causate, annualmente, dal cancro del pene. Tali decessi avrebbero potuto essere evitati, se si fosse ricorso alla legge della natura che Dio ha stabilito, ovvero alla circoncisione[1].

Gli oppositori alla circoncisione, ribattono che non esistono, negli Stati Uniti, delle statistiche ufficiali affidabili, relative alle complicazioni che subentrano alla circoncisione maschile. Questo apre la strada ad ogni tipo di speculazioni contraddittorie. Così, nel 1978, un autore segnalò che le complicazioni mediche erano pari all'1% dei casi studiati, mentre Romberg considerò, nel 1985, che il tasso, relativo agli stessi casi, era pari al 5-10%[2]. Ho posto la domanda al medico americano Denniston, durante il quarto Simposio internazionale, che ha avuto luogo a Losanna, nel 1996. Ha risposto che il tasso di complicazioni che subentrano alla circoncisione, è pari al 100%, poiché consiste in tagliare una parte sana del corpo umano, riducendone così la funzionalità naturale.

Va da sé che il tipo di complicazioni dipende dalle modalità dell'operazione, e dal grado di circoncisione. In mancanza di antibiotico o di medicinale, la minima infezione può condurre al peggio. Si indicano, tra i danni che la circoncisione può provocare: l'emorragia, l'infezione della ferita, la ritenzione urinaria, la necrosi del glande, la ferita e la perdita del glande, l'eliminazione eccessiva della pelle del pene, la scomparsa del pene, la fistola uretrale, la fimosi, l'ulcera ematica, l'ipospadia non scoperta, il pericolo legato all'anestesia, la deformità esterna del pene, la perdita del pene (ciò che implica talvolta il successivo cambiamento di sesso), e infine la morte. Oltre alle complicazioni suddette, la circoncisione, così come praticata dagli ebrei, presenta una complicazione particolare, dovuta alla

---

6   Albucasis: On surgery and instruments, p. 401.
1   Pasha: Asrar al-khitan, p. 64-65. La stessa tendenza da Al-Bar: Al-khitan, p. 107-109 e Al-Qadiri: Al-khitan, p. 100.
2   Romberg: Circumcision the painful dilemma, p. 198.

mezizah, procedimento per il quale il circoncisore succhia il pene del bambino dopo averlo circonciso. Questo procedimento ha dato origine a infezioni ed epidemie tra gli ebrei[1]. Bisogna aggiungere che gli ebrei circoncidono all'ottavo giorno. Ora, a questa età, il prepuzio non è separato dal glande. Bisogna perciò lacerarlo, provocando dunque un rischio supplementare d'emorragia.

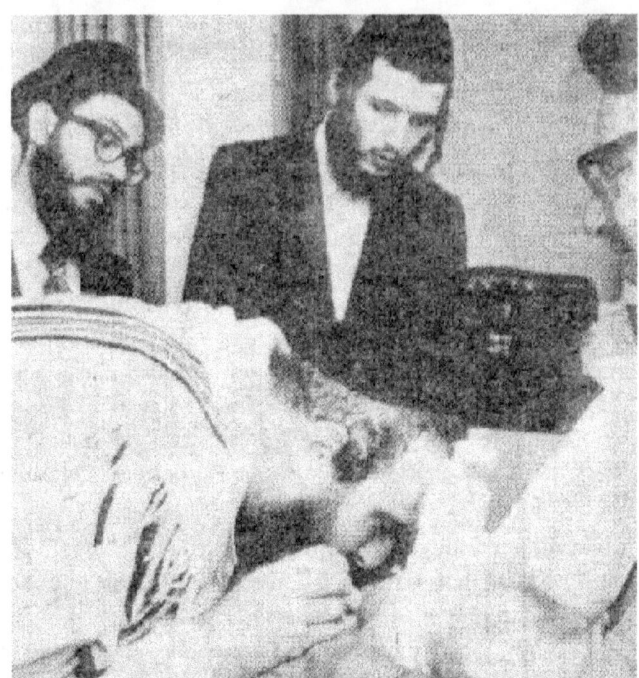

Mohel Rabbi Yosef David Weisburg - The Jerusalem Post Magazine, Nov. 5, 1976, p. 1

I giuristi musulmani classici parlano solamente delle complicazioni che subentrano alla circoncisione maschile. Ibn-Hazm (d. 1064) riporta tuttavia le conseguenze giuridiche per la pratica dell'ablazione della pelle del pube, del clitoride o delle labbra[2]. Ma si ignora se queste ablazioni siano il risultato della circoncisione femminile. Inoltre, Nafzawi (d. 1324) indica tra i soprannomi dati alla vagina quello di "la blindata". Lo attribuisce alla vagina stretta per natura o in seguito a una circoncisione non riuscita, nella quale le due labbra, essendo ferite, hanno formato tra loro una cicatrice spessa, che chiude la vagina. In quest'ultimo caso, per rendere la vagina accessibile bisogna aprirla col bisturi[3].

Oggi, i difensori della circoncisione femminile tentano, come fanno i difensori della circoncisione maschile, di minimizzare o di negare i danni fisici che derivano da questa pratica. Così, Najahi 'Ali Ibrahim, della Facoltà di diritto dell'Azhar, scrive:

> La gente si è occupata, in questi giorni, della circoncisione femminile, imposta a tutte [...], per fomentare il dubbio della gente verso ciò che è stato

---

[1] Aldeeb Abu-Sahlieh: Circoncision, p. 89.
[2] Ibn-Hazm: Al-Muhalla, vol. 10, p. 458.
[3] Nefzaoui: Il giardino profumato, p. 302.

ereditato dalle generazioni passate. Ne parlano, mentre avrebbero fatto meglio a tacere, in quanto non hanno sofferto delle malattie che derivano da questa pratica, come emorragia, sterilità, infezione dell'uretra, ritenzione dell'urina, ritenzione del sangue mestruale, fistole urinarie, e altre malattie, e nemmeno ne hanno sopportato i rischi. Tutto questo non l'hanno sperimentato e nemmeno l'hanno fatto i loro antenati nel passato[1].

Come per la circoncisione maschile, le complicazioni dipendono dalle modalità dell'operazione. In mancanza di antibiotico e di medicinale, la minima infezione può condurre al peggio. Si indicano, tra i danni che possono risultare dalla circoncisione femminile, l'emorragia, i danni agli organi attigui, la difficoltà ad urinare, le infezioni, la deformità, la sterilità, la difficoltà a partorire, la lesione delle ghiandole di Bartholin, le difficoltà mestruali e il decesso. Oltre alle complicazioni suddette, l'infibulazione può causare complicazioni particolari, quali la formazione di calcoli dietro le cicatrici, la difficoltà a effettuare degli esami degli organi sessuali a causa della loro chiusura, l'accumulo di sangue e di urina dietro le cicatrici e il subentrare della conseguente infezione.

3) Circoncisione e piacere sessuale

Gli ambienti religiosi ebraici hanno visto nella circoncisione maschile un mezzo per ridurre il piacere sessuale dell'uomo e della sua compagna. Hanno appoggiato questa pratica a causa della loro percezione negativa della sessualità. Filone (d. 54) scrisse che il primo scopo della circoncisione fosse "l'eccisione dei piaceri che stregano lo spirito"[2]. Giustifica il fatto che l'Antico Testamento prescriva la circoncisione degli uomini e non delle donne, per il fatto che "più della donna, l'uomo è sensibile al piacere, e vuole sposarsi, cosa per cui è più preparato. È perciò che il legislatore non si è occupato della donna, e tramite la circoncisione ha simbolicamente posto un limite agli eccessivi impulsi dell'uomo"[3]. Maimonide (d. 1204) scrisse:

> Credo che alcuni dei significati della circoncisione, siano quelli di ridurre la coabitazione, di indebolire l'organo sessuale e di limitarne l'azione, lasciandolo a riposo il più possibile. Che la circoncisione indebolisca la concupiscenza e diminuisca, talvolta, la voluttà, è una cosa indubbia, perché se fin dalla nascita si decapita questo membro, togliendogli la sua copertura, ne sarà certamente indebolito[4].

Il famoso teologo copto Ibn-al-'Assal (d. v. 1265), vide nella pratica della circoncisione un'utilità: "Certi medici filosofi distinti, dicono infatti che la circoncisione indebolisca lo strumento della voluttà, e che questo sia unanimemente augurabile"[5]. Il riferimento qui è certamente a Maimonide, deceduto

---

[1]   Ibrahim: Al-khitan, p. 7-8; v. anche p. 11.
[2]   Philon: De specialibus legibus, libro I, II.
[3]   Philon: Quaestiones et solutiones in Genesim, libro III, 47.
[4]   Maïmonide: Le guide des égarés, p. 606.
[5]   Ibn-al-'Assal: Al-majmu' al-safawi, vol. 2, p. 418-421.

al Cairo nel 1204. Si trova la stessa idea presso Tommaso d'Aquino (d. 1274), che si riferisce espressamente a Maimonide[1].

La stessa opinione si trova presso i giuristi musulmani. Ibn-Qayyim Al-Jawziyyah (d. 1351) scrisse che la circoncisione, tanto maschile quanto femminile, moderava la concupiscenza, che "se è esagerata, fa dell'uomo un animale; e se è annientata, fa di lui una cosa inanimata. Così, la circoncisione modera questa concupiscenza. È per questo che non si trovano uomini né donne, non circoncisi, sazi dell'accoppiamento"[2]. Al-Mannawi (d. 1622) riporta dell'imam Al-Razi (senza precisarne meglio l'identità), che:

> Il glande è molto sensibile. Se rimane nascosto nel prepuzio, fortifica il piacere durante l'accoppiamento. Se il prepuzio è tagliato, il glande si indurisce e il piacere si indebolisce. È ciò che si auspica la nostra legge: ridurre il piacere senza sopprimerlo totalmente; un giusto mezzo tra l'eccesso e la negligenza[3].

Oggi, gli oppositori alla circoncisione maschile si riferiscono ai vecchi autori, sostenendo anche loro che essa riduca il piacere sessuale, il quale è invece, secondo gli oppositori, da considerare come un diritto dell'individuo. Dicono che questo piacere è ottenuto non tramite il glande, ma tramite la corona del glande, il frenulo e il prepuzio. La circoncisione priva l'uomo di una parte della pelle del pene, più o meno grande, a dipendenza del taglio, e che può corrispondere anche all'80% del totale di questa pelle. La parte tagliata contiene 78 metri di nervi, e più di 20.000 terminali nervosi. Colla circoncisione, i muscoli del prepuzio, le ghiandole, le membrane mucose e il tessuto epiteliale vengono distrutti. Capita anche che la circoncisione leda il frenulo[4]. Il prepuzio amputato e la mancanza della materia lubrificante del pene rendono l'atto sessuale più doloroso sia per la donna che per l'uomo. Quest'ultimo è costretto, talvolta, a ricorrere a un lubrificante chimico, nocivo per la salute.

Vedendo che l'etica sessuale sta cambiando, i difensori della circoncisione maschile ribaltano le argomentazioni dei loro antenati. Affermano oramai che la circoncisione non riduca la concupiscenza, poiché i circoncisi e le loro compagne non se ne lamentano. Considerano che potrebbe anzi far provare più piacere, in quanto ritarda l'eiaculazione. Tali argomentazioni si trovano espresse da autori egiziani. Così, il Dr Ramadan dice che l'ablazione del prepuzio "denuda il glande e aumenta la sua capacità di godere"[5]. In quanto ad Al-Sayyid, scrive:

> Sembra che la circoncisione maschile abbia un effetto indiretto sulla potenza sessuale. Statistiche di certi istituti scientifici dimostrano che la copula dei circoncisi dura molto più tempo di quella dei non circoncisi, poiché questi

---

[1] Thomas d'Aquin: Somme théologique, IIIa, q. 70, a. 3, arg. 1 e ad 1 (tomo 4, p. 525).

[2] Ibn-Qayyim Al-Jawziyyah: Tuhfat al-mawdud, in: Aldeeb Abu-Sahlieh: Khitan, annesso 1.

[3] Al-Mannawi: Fayd al-qadir, vol. 3, p. 503.

[4] Fleiss: Where is my foreskin? p. 41; Cold; Taylor: The prepuce, p. 1 e 37-38; Laumann: Circumcision, p. 1052-1057.

[5] Ramadan: Khitan al-inath, p. 67.

ultimi eiaculano più precocemente. Di conseguenza, i circoncisi godono di più e offrono più godimento e soddisfazione alla loro compagna, di quanto non facciano i non circoncisi[1].

Non c'è alcuna prova scientifica che stabilisca un legame tra la non circoncisione e le eiaculazioni precoci. Negli Stati Uniti o in Israele, due paesi con un alto tasso di circoncisi, pure questi ultimi soffrono di questo difetto.

In merito alla circoncisione femminile, si è di fronte alla stessa controversia che ha per oggetto la circoncisione maschile. I giuristi musulmani classici vedevano in essa un mezzo per ridurre la concupiscenza, ragione per cui l'appoggiavano. Uno dei detti di Maometto stabilisce un legame tra questa pratica e la qualità del piacere sessuale. Rivolgendosi a una donna, che praticava la circoncisione, le avrebbe detto: "Taglia poco e non esagerare, perché ciò rende il viso più radioso ed è meglio per l'uomo". Commentando questo detto, Al-Jahidh (d. 868) scrisse:

> La donna col clitoride prova un piacere che la circoncisa non prova. Questo piacere decresce in proporzione alla quantità mutilata. Il profeta disse alla donna che praticava la circoncisione: "Oh Um-'Atiyyah, taglia poco e non esagerare, perché ciò rende il viso più radioso ed è meglio per l'uomo". Si direbbe che il profeta volesse ridurre la concupiscenza di lei, al fine di renderla moderata. Perché se la concupiscenza fosse stata annientata, il piacere non si sarebbe prodotto, e i rapporti fra i coniugi sarebbero diminuiti. Ora, i rapporti fra i coniugi servono ad impedire quelli legati a comportamenti dissoluti. Il giudice Jannab Ibn Al-Khashkhash sostiene d'aver contato le circoncisioni femminili di un villaggio, e avere scoperto che le donne caste erano circoncise, mentre le licenziose erano non circoncise. L'adulterio e la ricerca di uomini sono più diffusi fra le donne [non circoncise] dell'India, di Bisanzio e della Persia, perché provano più concupiscenza verso gli uomini. È la ragione per cui l'India ha costruito delle case per prostitute. Si dice che ciò derivi dal fatto di avere un clitoride e un prepuzio voluminosi[2].

Questo passaggio è citato spesso dai giuristi classici e moderni[3]. Secondo Ibn-Qayyim Al-Jawziyyah (d. 1351), la circoncisione, tanto maschile quanto femminile, modera la concupiscenza che "se è esagerata, fa dell'uomo un animale; e se è annientata, fa di lui una cosa inanimata. Così, la circoncisione modera questa concupiscenza. Perciò, non si trovano mai uomini e donne non circoncisi, che siano sazi dell'accoppiamento"[4]. Al-Baji (d. 1081) recita al Malik che disse: "Quello che acquista una schiava per tenersela, che la circoncida. Se invece intende

---

[1]   Ibn-'Asakir: Tabyin al-imtinan bil-amr bil-khitan, prefazione, p. 12. V. anche Khadir, in: Aldeeb Abu-Sahlieh: Khitan, annesso 24.

[2]   Al-Jahidh: Kitab al-hayawan, vol. 7, p. 27-29.

[3]   V. particolarmente Al-Nazawi: Al-musannaf, vol. 1, p. 40; Ibn-Taymiyyah: Fiqh al-taharah, p. 69; Ibn-Taymiyyah: Fatawa al-nisa', p. 17.

[4]   Ibn-Qayyim Al-Jawziyyah: Tuhfat al-mawdud, in: Aldeeb Abu-Sahlieh: Khitan, annesso 1.

rivenderla, non è tenuto a circonciderla"[1]. Ciò significa che la schiava circoncisa sarebbe stata più facile da dominare, a casa.

Gli oppositori moderni alla circoncisione femminile, basano la loro opposizione, tra l'altro, sul fatto che essa riduca la capacità della donna di provare piacere sessuale, cosa che è invece considerata essere un diritto dell'individuo. Così, Nawal Al-Saadawi, lei stessa circoncisa, scrive:

> Il clitoride si distingue per il fatto di essere il solo organo erettile al momento dell'eccitazione sessuale, e per essere il nervo più sensibile al piacere sessuale. È esso che guida la relazione sessuale, dall'inizio alla fine. Senza di esso la donna non può giungere all'orgasmo[2].

I difensori attuali della circoncisione femminile affermano, al contrario, che la circoncisione non riduca la concupiscenza, e che possa anzi far provare più piacere sia all'uomo che alla donna, se essa è praticata nei limiti stabiliti dal detto di Maometto: "Taglia poco e non esagerare". Comunque, anche se la circoncisione fosse esagerata, non impedirebbe alla donna di provare piacere sessuale. Inoltre, gli uomini appartenenti a certe culture preferiscono le donne circoncise alle non circoncise.

Segnaliamo che, negli Stati Uniti, esistono arringhe in favore della circoncisione femminile: in un articolo datato 1973, del Dr Wollman, un chirurgo ginecologo al *Maimonides Hospital*[3]; e in un libro datato 1975, del Dr Burt, intitolato *La chirurgia dell'amore*[4]. Pure le pubblicazioni popolari americane si sono schierate in favore di questa pratica. *Playgirl* ha pubblicato, a ottobre 1973, un articolo intitolato *La circoncisione per le donne è il più dolce di tutti i tagli*[5], seguito, a maggio 1975, da un articolo intitolato *Un intervento da 100 US$, per una vita sessuale da un milione di dollari*[6]. Questa rivista ha pubblicato, a ottobre 1975, una lettera di ringraziamento di un medico, nella quale lui diceva di avere fatto cinquanta operazioni di questo genere, e che "probabilmente il 10-15% delle donne avrebbero potuto approfittarne sessualmente"[7]. A novembre 1976, *Cosmopolitan* pubblicò un articolo che descriveva le operazioni, fatte frequentemente, finalizzate a migliorare le reazioni sessuali. La circoncisione femminile figurava in testa all'elenco, con annessa una pubblicità che diceva: la circoncisione può arrecare profitto al 10% delle donne che hanno un clitoride non collaborativo.[8]

Ciò che precede dimostra che la circoncisione femminile non è sempre stata percepita come un mezzo per danneggiare la sessualità femminile: al contrario! Le

---

[1]   Al-Baji: Kitab al-muntaqa, vol. 7, p. 232.
[2]   Al-Saadawi: Al-mar'ah wal-jins, p. 29.
[3]   Wollman: Female circumcision.
[4]   Burt: Surgery of Love. Per più dettagli, v. Wallerstein: Circumcision: an american health fallacy, p. 188-190; Hodges: A short history, p. 32.
[5]   Kellison: Circumcision for women.
[6]   Kellison: $100 Surgery.
[7]   Walden: Letter to the Editor.
[8]   Isenberg e Elting: A guide to sexual surgery. Per più dettagli, v. Wallerstein: Circumcision: an american health fallacy, p. 183-184.

informazioni concernenti l'impatto negativo della circoncisione femminile, sulla donna, sono contraddittorie, anche quando riportate dagli stessi oppositori. Così, lo studio di Marie Assaad, basato in Egitto, su 135 infermiere, ha stabilito che non c'è relazione tra soddisfazione sessuale e circoncisione. Il 90% delle circoncise hanno risposto che godevano di relazioni sessuali soddisfacenti. Ma Assaad indica che queste cifre devono essere prese con le pinze, a causa della natura complessa e intima della sfera sessuale privata, e a causa della reticenza delle persone ad esprimersi liberamente in questo campo[1]. La Dr.ssa Nahid Toubia scrive:

> Tutti i tipi di mutilazione sessuale femminile impediscono, in una certa percentuale, una risposta sessuale da parte delle donne, ma non sopprimono necessariamente la possibilità di provare piacere sessuale, e di provare l'orgasmo. Certi tessuti sensibili del clitoride, si trovano nelle sue radici (o crura), le quali si trovano in profondità, nell'area della sinfisi pubica. Essi non vengono a mancare, con l'amputazione della parte sporgente del clitoride[2].

4) Argomento della pulizia

I difensori della circoncisione maschile, ricordano spesso il fatto che il prepuzio tenda ad accumulare sporcizia, la qual cosa provoca delle malattie. Per tenere alla larga questa sporcizia e le relative malattie, essi non vedono rimedio migliore che tagliare il prepuzio.

"Circoncisione", tanto maschile quanto femminile, in lingua araba popolare si dice: *taharah*, purificazione. "Circoncisore" si dice: *mutahhir*, purificatore. Quest'ultimo termine si utilizza anche per "disinfettante". Ma è un tentativo vano cercare nell'Antico Testamento una giustificazione alla circoncisione, che abbia a che fare con la purezza. Questa è, in Genesi 17, un segno di alleanza tra Dio e gli ebrei. Certo, in Levitico 12 si parla della circoncisione nel quadro delle regole relative alla purificazione della donna. Ma certi considerano che questo passaggio sia stato aggiunto in seguito, al testo originale.

Anche se l'Antico Testamento non parla della circoncisione quale metodo di purificazione, non è escluso che il purificarsi fosse uno degli scopi della circoncisione praticata nel lontano passato. Erodoto riportò che gli egiziani "praticano la circoncisione per motivi d'igiene, preferendo essere puliti più che brillanti di aspetto. I sacerdoti si fanno radere tutto il corpo ogni due giorni, per non avere su di sé pidocchi o altro impurità"[3]. Filone (d. 54), pure associò la circoncisione degli egiziani a motivi d'igiene[4].

I detti di Maometto, la cui autenticità è messa in dubbio, pongono la circoncisione tra le leggi della natura. Ciò avviene particolarmente nel detto: "Cinque [azioni] fanno parte delle leggi della natura: circoncidersi, radersi il pube, depilarsi le ascelle, tagliarsi le unghie e i baffi". Commentando questo detto, Ibn-al-'Arabi (d. 1148) disse: "La circoncisione mira a mantenere il pene pulito, dall'urina che si

---

[1]   Assaad: Female circumcision in Egypt, p. 24.
[2]   Female genital mutilation: an overview, p. 35.
[3]   Hérodote: Histoires, libro II, 36-37.
[4]   Philon: De specialibus legibus, libro I, I.

accumulerebbe"[1]. Ora, l'essere puliti è una condizione da adempiere per compiere la preghiera. Tali argomentazioni sono spesso ripetute negli scritti arabi moderni. Per sostenere queste argomentazioni, il Dr Al-Bar scrive:

> Numerose ricerche su bambini non circoncisi, condotte negli Stati Uniti e in Europa, dimostrano le difficoltà relative al tenere pulito il prepuzio, e ciò che c'è sotto, in modo regolare. Anche i medici non sanno come farvi fronte in modo ottimale. Ciò non è infatti possibile in sé[2].

Ma un medico americano considera che le argomentazioni relative alla pulizia, per giustificare la circoncisione, siano un insulto per gli uomini. Il pene non è più difficile da pulire rispetto a un dito; è da idioti utilizzare il coltello, per circoncidersi, invece dell'acqua, per lavarsi. Se il ragazzo è capace di imparare a spazzolarsi i denti e a pulirsi il naso, è altresì capace di imparare a tenersi il pene pulito. Egli sostiene che se si accettasse la tesi della pulizia, per giustificare la circoncisione maschile, bisognerebbe allora circoncidere pure le donne, poiché i loro organi sessuali sono più difficili da tenere puliti rispetto a quelli dell'uomo[3]. E, infatti, la tesi della pulizia è stata sostenuta, negli anni cinquanta, negli Stati Uniti, per giustificare la circoncisione femminile[4]. È stata giustificata allo stesso modo anche da Nur Al-Sayyid Rashid, la quale ha confermato che pure gli organi sessuali femminili trattengono urina e sporcizia[5].

Segnaliamo qui che gli ebrei circoncidono anche i feti nati morti, e gli adulti incirconcisi defunti, prima di poterli seppellire in un cimitero ebraico. Ciò dimostra che la circoncisione, presso gli ebrei, non è compiuta per mantenersi puliti.

5) Circoncisione, masturbazione e omosessualità

La prevenzione della masturbazione, è stata la tesi più sostenuta in Occidente per giustificare la circoncisione maschile e femminile[6]. Nel suo libro *Chirurgia dell'amore* (*Surgery of Love*), del 1975, James Burt afferma anche che "la circoncisione femminile riduce l'omosessualità delle donne[7]".

Per prevenire la masturbazione, i giuristi musulmani classici hanno consigliato di ricorrere al digiuno, alla preghiera e al matrimonio. Niente è detto, nei loro scritti, sul ricorso alla circoncisione come mezzo di prevenzione. Ma gli autori musulmani moderni, favorevoli alla circoncisione maschile e femminile, ricorrono, molto stranamente spesso, agli argomenti di sostegno portati dall'Occidente.

Al-Sukkari dice che la circoncisione maschile "preserva la persona da numerose malattie, come il cancro e l'incontinenza, e riduce il desiderio di masturbarsi"[8]. Nur

---

[1]   Ibn-al-'Arabi: Ahkam al-Qur'an, vol. 1, p. 37.

[2]   Al-Bar: Al-khitan, p. 80.

[3]   Ritter, p. 7-1/8-2.

[4]   Citato da Romberg: Circumcision the painful dilemma, p. 23.

[5]   Rashid, in: Aldeeb Abu-Sahlieh: Khitan, annesso 13.

[6]   Aldeeb Abu-Sahlieh: Circoncision masculine, p. 240-253.

[7]   Wallerstein: Circumcision: an american health fallacy, p. 190.

[8]   Al-Sukkari: Khitan al-dhakar wa-khifad al-untha, p. 64. V. anche Ibn-'Asakir: Tabyin al-imtinan bil-amr bil-khitan, prefazione d'Al-Sayyid, p. 12-13.

Al-Sayyid Rashid scrive: "La circoncisione maschile riduce il pericolo di masturbarsi eccessivamente, perché la presenza del prepuzio e delle sue secrezioni accumulate eccita i nervi sessuali alla base del glande, e spingono l'adolescente a prudersi, sfregando quella zona, e quindi lo spingono ad accarezzare il suo pene". Considera che la circoncisione femminile consista nel tagliare il prepuzio del clitoride "in quanto questo tessuto conduce alla lubricità, e alla masturbazione eccessiva, a causa del suo sfregamento con il clitoride"[1].

Al-'Adawi, professore all'Azhar, dice che la circoncisione della ragazza è *makrumah*. Ciò significa che l'aiuta a mantenere il suo pudore e la protegge da quelle azioni che eccitano il suo istinto sessuale. Le ragazze orientali, che vivono in una regione dal clima spesso molto caldo, se non vengono circoncise sviluppano un istinto sessuale molto marcato, che impedisce loro di essere pudiche, e le rende più disposte a rispondere a questo loro istinto sessuale. Sarà per tutte cosi, "eccetto [per] chi avrà la misericordia di Dio" (44:42)[2]. Jad-al-Haq, gran sceicco dell'Azhar, aggiunge che la nostra epoca necessita della circoncisione femminile "a causa della promiscuità tra gli uomini e le donne negli assembramenti. Se la ragazza non è circoncisa, si espone alle numerose eccitazioni che la spingono al vizio e alla perdizione in una società senza freni"[3].

La raccolta di Sunnah pubblicata dal Ministero egiziano degli affari religiosi, spiega: "Gli avvenimenti dimostrano che l'abbandono della circoncisione femminile conduce alla più pericolosa delle abitudini, ovvero il lesbismo. Le statistiche provano che questa abitudine esiste solamente nei paesi dove le donne non sono circoncise"[4].

Il Dr Al-Ghawwabi sostiene che la circoncisione femminile debba consistere nel taglio del clitoride e delle piccole labbra, perché il clitoride "si drizza come l'organo dell'uomo e spinge la donna a masturbarsi, provocandole numerose malattie e l'inspessimento delle piccole labbra, la qual cosa è ripugnante"[5]. Considera inoltre che la circoncisione femminile riduca l'eccesso d'istinto sessuale, nella donna, e che permetta la fedeltà all'interno della coppia. Con il passare degli anni, l'istinto sessuale dell'uomo si abbassa. La sua donna, se circoncisa, si troverà allora a provare lo stesso grado d'istinto sessuale di lui. Se non fosse circoncisa, il marito non sarebbe in grado di soddisfare le voglie di lei, e ciò lo spingerebbe a ricorrere a delle droghe per aumentare la sua potenza[6].

Il Dr Ramadan rigetta l'ipotesi che la circoncisione femminile serva da prevenzione alla masturbazione. Dice che se si dovessero circoncidere le ragazze per impedir loro di masturbarsi, bisognerebbe allora tagliare anche il glande ai ragazzi, per lo stesso motivo; tanto più che la pratica della masturbazione risulta essere più

---

[1]   Rashid, in: Aldeeb Abu-Sahlieh: Khitan, annesso 13.
[2]   Al-'Adawi: Khitan al-banat, p. 97-98.
[3]   Jad-al-Haq: Khitan al-banat, p. 3124.
[4]   Al-muntakhab min al-sunnah, vol. 3, p. 96-97, nota 1.
[5]   Al-Ghawwabi: Khitan al-banat, p. 62. V. anche 'Ammar, p. 47; Al-Jamal: Nihayat al-bayan, p. 52.
[6]   Al-Ghawwabi: Khitan al-banat, p. 57.

pericolosa per questi ultimi che per le ragazze. La ragazza si masturba sia che abbia o no il clitoride. E se pratica la masturbazione, è per oziosità, o a causa del suo isolamento, o della sua difficoltà a sposarsi, o perché è stata stimolata dai media a farlo, ecc. Certe spose, la praticano anche quando non riescano a provare piacere durante rapporti sessuali[1].

6) Circoncisione e prevenzione delle malattie

A) La circoncisione come panacea

Filone (d. 54) dice che la ragione principale per la quale gli antichi hanno praticato la circoncisione è che essa:

> permette di evitare una malattia dolorosa e difficilmente guaribile del prepuzio, chiamata carbonchio (da carbone), che prende il suo nome, credo, dal fatto che consista in un'infiammazione cronica; essa colpisce, abbastanza di frequente, i soggetti non circoncisi[2].

L'argomento del ricorso alla circoncisione maschile e femminile, in quanto mezzo di prevenzione delle malattie, è stato largamente utilizzato in seno alla medicina occidentale, che si è dovuta confrontare con malattie giudicate incurabili. Si segnala, a questo riguardo, l'*Orificial Surgical Society*, fondata nel 1890 da E. H. Pratt, un chirurgo del *Cook County Hospital* di Chicago. Questa organizzazione si è largamente occupata degli orifizi che si trovano sotto il livello della cintura. Ha avuto una sua rivista, dal 1892 al 1923. Prendendo rapidamente in analisi questa rivista, si apprende con stupore che essa ha parlato di singolari pratiche terapeutiche:

> Il Dr Cora Smith Eaton ha circonciso due donne per liberarle dal mal di testa.
>
> Il Dr M. K. Kreider ha circonciso un ragazzo per curarne l'indolenzimento della colonna vertebrale.
>
> Il Dr C. B. Walls ha fatto ricorso alla circoncisione per trattare una malattia relativa alle giunture dell'anca, commentando che gli ebrei soffrivano raramente di questa malattia. Ha affermato, inoltre, che il 60% delle malattie sono dovute al fatto di aver lasciato gli organi sessuali in uno stato innaturale.
>
> Il Dr T. E. Costain ha raccomandato la circoncisione come cura dell'idrocefalia[3].

Il pensiero medico occidentale ha influenzato i medici arabi dal diciannovesimo secolo. Il Dr Soubhy, che aveva fatto i suoi studi a Parigi, ha scritto, in un libro pubblicato nel 1894:

> La circoncisione, per l'uno e l'altro sesso, è una misura igienica, fatta a titolo precauzionale. Presso i ragazzi, la circoncisione ha per scopo la rimozione

---

[1]   Ramadan: Khitan al-inath, p. 60.
[2]   Philon: De specialibus legibus, libro I, I. v. anche Philon: Quaestiones et solutiones in Genesim, libro III, 48.
[3]   Wallerstein: Circumcision: an american health fallacy, p. 38-39.

del prepuzio. Dimostrare l'utilità di questa pratica sarebbe inutile. Voi potate un albero, e l'albero diventa più forte; la linfa che era obbligata a circolare attraverso rami fragili e non fecondi, può circolare nei rami che invece porteranno dei frutti. Portando questo esempio, dico: la nutrizione tolta al prepuzio inutile, si indirizzerà necessariamente ai testicoli, e questi, sviluppandosi, renderanno gli spermatozoi più fecondi. La circoncisione è inoltre una misura igienica, perché rinforza l'epidermide del glande, che impedirà l'assorbimento dei differenti virus o, per dire meglio, permetterà di non contrarre malattie veneree; quest'ultime sono molto diffuse, oggigiorno, in Europa.

Presso le ragazze, la circoncisione consiste nella rimozione del clitoride. Il suo scopo principale e, anzi, unico scopo, è la prevenzione dell'isteria, patologia che si riscontra raramente fra le donne d'Oriente, dove la pratica della circoncisione è diffusa. L'esperienza infatti, ce lo dimostra tutti i giorni: l'estrema sensibilità del clitoride, produce risposte che si riverberano in tutto il sistema nervoso, potendo così generare diverse malattie nervose, che producono effetti gravi e concreti. Questo riverbero intacca anche le ovaie? Il clitoride, sviluppandosi illegittimamente, assorbe nutrimento dai follicoli vescicolari di Graaf e da ciò che contengono. Per essere più precisi, nutrendosi esso rende la donna sterile. Il riverbero intacca poi i polmoni, tanto da provocare delle congestioni e delle agitazioni polmonari, che ostacolano lo sviluppo dei polmoni e ne sopprimono la vitalità. Esso sale fino al cuore, ed ecco che alla donna vengono delle palpitazioni nervose. Quando arriva nello stomaco, il riverbero causa agitazioni: indigestione; inappetenza; vomito. Quando raggiunge gli intestini, sopraggiungono dispepsie, caratterizzate da diarrea o stipsi. Se sale fino al cervello, causa delle nevrosi e rende la donna folle, epilettica, isterica, ecc. Se raggiunge il sistema simpatico, provoca delle profonde alterazioni nel sistema vitale della donna, danneggiandone i tessuti, la qual cosa conduce inevitabilmente ad una sensazione di completo sfinimento, nonché ad una morte lenta[1].

Vedremo, nei seguenti punti, cinque malattie citate spesso, che la circoncisione si suppone prevenga, ovvero: le malattie veneree; il cancro; la fimosi; l'infezione urinaria; l'AIDS. Ci soffermeremo soprattutto sui lavori arabi, e particolarmente su quelli egiziani. Si tenga comunque presente che quasi tutte le malattie, comprese la follia, la calvizie e l'indolenzimento della schiena, sono state citate, ad un determinato momento, come prevenibili tramite la circoncisione.

B) Malattie veneree

Ho sottomano due libri di medici arabi, che affermano che la circoncisione maschile prevenga le malattie veneree. Queste considerazioni si basano tutte su fonti occidentali, redatte da persone favorevoli alla circoncisione maschile, in modo diffuso. Mi limito a citare, di seguito, un paragrafo per ciascuno di questi medici. Il Dr Pasha scrive:

---

[1]   Soubhy, p. 127-129.

Non c'è di dubbio che tutti i tipi di malattie veneree siano più diffusi presso i non circoncisi, che presso i circoncisi. Il Dr Fink ha pubblicato, nel 1988, un libro sulla circoncisione [...] nel quale passa in rassegna più di 60 studi scientifici, tutti provanti la maggior presenza di malattie veneree presso i non circoncisi[1].

Il Dr Al-Bar scrive:

Molti ricercatori si sono resi conto del ruolo della circoncisione, nel ridurre le possibilità di contrarre malattie veneree. Dalla seconda guerra mondiale e da quella di Corea, le istruzioni dell'esercito americano impongono la circoncisione su larga scala, perché essa riduce i casi d'infiammazione del glande e protegge, in una certa misura, dal contrarre malattie veneree[2].

Come si può vedere, queste due fonti arabe si riferiscono alla medicina occidentale. Le malattie veneree, come la sifilide, hanno seminato il terrore in Occidente[3]. Per prevenire tali malattie, i medici hanno raccomandato di ricorrere alla circoncisione, basandosi su ricerche dimostranti che gli ebrei erano meno esposti a queste malattie, per il fatto di essere circoncisi[4]. Nessuno ha pensato, in quel momento, che la ragione soggiacente al non contrarre la sifilide da parte degli ebrei, fosse il diverso comportamento sessuale di questo gruppo, rispetto a quello degli occidentali. Gli ebrei formavano un gruppo ghettizzato. Avevano ridotte relazioni sessuali con prostitute non ebree, in quanto queste relazioni erano per loro, come lo sono sempre state, proibite. Inoltre, gli ebrei avevano delle pratiche igieniche, come il bagno rituale, che li proteggevano da tali infezioni[5].

Nel 1973, il Dr Abramo Ravich ha scritto un libro intitolato *Prevenzione delle malattie veneree e del cancro, grazie alla circoncisione*. Ha fornito la sua interpretazione dell'Antico Testamento, dal punto di vista medico, e ha attribuito le epidemie preistoriche all'immoralità sessuale, e le epidemie successive al mantenimento del prepuzio. Ha suggerito che la circoncisione venisse imposta a tutti, similmente alla vaccinazione contro il vaiolo[6].

Wallerstein ha poi affermato che la relazione tra malattie veneree e circoncisioni maschili fosse impropria. Seguendo la teoria di Ravich, bisognerebbe non solo circoncidere gli uomini, ma anche amputare gli organi sessuali esterni alle donne, in quanto esposti a tali malattie[7].

---

[1] Pasha: Asrar al-khitan, p. 54. Cita Fink: Circumcision: a parent's decision for life.
[2] Al-Bar: Al-khitan, p. 98. La fonte che cita è Schoen: The status of circumcision of newborns.
[3] Wallerstein: Circumcision: an american health fallacy, p. 38.
[4] Ivi, p. 13 e 37.
[5] Ivi, p. 80.
[6] Ravich, Preventing V.D. and Cancer By Circumcision, p. 45-46. Per la discussione dei propositi di Ravich, v. Wallerstein: Circumcision: an american health fallacy, p. 19-20.
[7] Wallerstein: Circumcision: an american health fallacy, p. 87.

C) Cancro del pene e cancro della cervice

Dopo aver affermato che non esistono parole in favore della circoncisione maschile e femminile, nel Corano e nella Sunnah, lo sceicco Shaltut stabilisce una distinzione tra le due pratiche, considerando che, secondo il diritto musulmano, l'unica circoncisione a dover essere considerata come obbligatoria dovrebbe essere quella maschile, per il fatto che il beneficio che reca è superiore al dolore che provoca. Questo beneficio, secondo lui, consiste nel fatto che:

> sotto al prepuzio esiste un magazzino in cui si depositano delle secrezioni, che ammuffiscono, dando generalmente vita a microbi, che provocano il cancro, e altre malattie mortali. Così, la circoncisione maschile, diventa una forma di prevenzione dalle malattie che minacciano la vita dell'uomo[1].

Il Dr Pasha ha attinto generosamente da fonti occidentali redatte da persone favorevoli alla circoncisione maschile, e in particolare dagli scritti del Dr Schoen e del Dr Wiswell, mentre ha totalmente ignorato l'opinione degli oppositori alla circoncisione maschile[2].

I difensori della circoncisione femminile, considerano che pure essa protegga dal cancro degli organi sessuali esterni. Il Dr Ramadan rifiuta una tale ipotesi, per il fatto che un tale cancro è rarissimo, e la percentuale dei casi ad esso relativi non supera quella dei casi relativi al cancro della pelle o di altri organi. Non è tagliando gli organi esposti a tale malattia che si può prevenirla. Ma al contrario, tagliando gli organi sessuali della donna, si creano dei tessuti cicatrizzati, i quali sono più facilmente infiammabili e quindi più esposti al cancro, rispetto a dei tessuti normali[3].

'Afifi inveisce con sarcasmo. Si chiede perché sia necessario supporre l'esistenza di una persona che rifiuti di lavarsi, e che lasci le sue secrezioni accumularsi giorno dopo giorno, al punto di ammalarsi di cancro. E se un tale maiale esistesse, non meriterebbe di contrarre il cancro? Inoltre, il cancro è una malattia che può attaccare sia la vagina che i seni della donna. Occorrerebbe dunque tagliare sia la vagina che i seni di ogni donna al loro ottavo giorno di vita?[4]

La teoria secondo la quale la circoncisione protegga dal cancro, è nata da un articolo scritto dal medico ebreo americano Abramo L. Wolbarst, nel 1932. Partendo dall'idea che gli ebrei siano immuni dal cancro del pene, Wolbarst ha costruito una teoria secondo la quale questo cancro sarebbe provocato dall'accumulo di prodotti patogeni, lo smegma, nella cavità prepuziale[5]. Un altro medico ebreo, Abramo Ravich, nel 1942 ha fatto un'associazione fra prepuzio e cancro alla prostata. Ha aggiunto che lo smegma dell'uomo provocherebbe il cancro della cervice, alla sua compagna[6]. Ravich ha pubblicato, nel 1951, un

---

[1]   Shaltut, in: Aldeeb Abu-Sahlieh: Khitan, annesso 8. V. Al-Sayyid, prefazione d'Ibn-'Asakir: Tabyin al-imtinan bil-amr bil-khitan, p. 12-13; Al-Sukkari: Khitan al-dhakar wa-khifad al-untha, p. 43 e 64; Al-Qadiri: Al-khitan, p. 95-96.

[2]   Pasha: Asrar al-khitan, p. 41-45 e 50-51.

[3]   Ramadan: Khitan al-inath, p. 61.

[4]   'Afifi: Murshid al-hayran, in: Aldeeb Abu-Sahlieh: Khitan, annesso 21.

[5]   Wolbarst: Circumcision and penile cancer.

[6]   Ravich: The relationship of circumcision.

articolo in cui sosteneva che i 25.000 decessi causati dal cancro, fossero dovuti al prepuzio, e che da tre a otto milioni di uomini americani avrebbero contratto il cancro alla prostata, a causa del loro prepuzio. Ne conclude che un programma di circoncisione obbligatoria di massa sarebbe una misura importante di sanità pubblica[1].

Dal 1975, la posizione dell'*Accademia americana di pediatria* è questa: "Non c'è assolutamente motivo medico per procedere abitualmente alla circoncisione dei neonati". Essa indica comunque che esistono delle prove che il cancro del pene possa essere prevenuto colla circoncisione neonatale. Ma che esistono altrettante prove che un'igiene ottimale garantisca molta, o quasi altrettanta, protezione dalla malattia. Aggiunge:

> Non esiste, per il momento, alcuna prova scientifica convincente per appoggiare l'asserzione che la circoncisione ha un'incidenza sulla diminuzione di casi, relativi al cancro alla prostata.

> Un esame della letteratura indica che la non circoncisione non è, in sé, una ragione etiologica significativa relativa allo sviluppo del cancro alla cervice, della donna[2].

D) Fimosi e parafimosi

La fimosi consiste nel restringimento prepuziale, con relativa difficoltà a ritrarlo, onde scoprire il glande. La parafimosi consiste nello strangolamento del glande, da parte del prepuzio che è stato ritratto dal glande, e non è più in grado di distendersi per ricoprirlo.

Al-Zahrawi (d. 1036), il famoso medico arabo, scrive a proposito della fimosi:

> L'aderenza del prepuzio al glande (fimosi) colpisce gli individui che hanno il prepuzio intatto, dunque quelli che non sono stati circoncisi; essa non è sempre indice di tumore o di ulcera. Occorre, in questi casi, incidere l'aderenza con un bisturi piatto, girando attorno alla legatura, fino ad alzare l'aderenza totalmente. Quando si incontra una zona molto aderente, difficile da staccare, conviene esercitare un po' di pressione sul glande, piuttosto che sul prepuzio, il quale è una membrana molto sottile, che si strappa facilmente. Si porrà poi, tra glande e prepuzio, una fine compressa di lino inzuppata di acqua fredda, per evitare il rincollamento e si eseguiranno le medicazioni con vino astringente, fino a guarigione, se Dio lo vuole[3].

Al-Zahrawi mette in guardia contro le operazioni chirurgiche non necessarie, per il fatto che "possono provocare emorragie e, spesso, considerevoli perdite di sangue, ed è ora di sapere che il sangue è il supporto fondamentale della vita. Le conseguenze possono altrimenti aggravarsi, finendo per dare origine a serie complicazioni, anche mortali"[4].

---

[1]   Ravich; Ravich: Prophylaxis cancer.
[2]   American academy of pediatrics, Report of the ad hoc task force on circumcision, Pediatrics, vol. 56 n. 4, ottobre 1975, pages 610-611; www.cirp.org/library/statements/aap/.
[3]   Mestiri: Abulcassis, p. 135.

Evitare la fimosi, costituisce oggi la scusa principale per cui i medici occidentali e arabi praticano la circoncisione, mentre quest'ultima è un'operazione raramente necessaria, salvo che per le tasche del medico. Al-Qadiri dice invece che la circoncisione maschile sia indispensabile per prevenire e guarire numerose malattie, quali la fimosi e la parafimosi, principalmente. Segnala che queste malattie possono degenerare in infiammazione del glande, difficoltà a urinare, necrosi e talvolta cancro del pene[1].

È la medicina occidentale, particolarmente americana, ad aver esaltato la circoncisione, quale metodo di prevenzione della fimosi. Abramo L. Wolbarst, di cui abbiamo parlato più in alto, ha attribuito il cancro, la sifilide, le piaghe e il cancroide, alla fimosi. Anche per le altre malattie, la circoncisione è stata considerata come il rimedio miracoloso. Secondo lui, era necessario esaminare ogni bambino, alla nascita. Se il suo prepuzio non si ritraeva, doveva essere considerato come affetto da fimosi, e necessitava la circoncisione[2].

La stessa concezione ha predominato anche in Gran Bretagna, fino al 1949 quando Douglas Gairdner è giunto a sostenere pubblicamente, tramite un articolo scientifico, che ciò che si chiamava fimosi non era, nella maggioranza dei casi, che un fenomeno naturale, per niente patologico[3]. Sulla base delle scoperte di Gairdner, il nuovo *Servizio nazionale della salute britannica* ha deciso di non più rimborsare la circoncisione neonatale, facendo così diminuire la sua pratica in quel paese. Lo studio di Gairdner è stato sostenuto, nel 1968, da Jacob Øster[4]. Ma queste due ricerche, una inglese ed una danese, non sono state prese in considerazione negli Stati Uniti, dove il 90% dei neonati, particolarmente in certe regioni, sono stati e continuano a essere circoncisi, con il pretesto che essi siano affetti di fimosi!

Per quanto riguarda la parafimosi, caso in cui i medici raccomandano la circoncisione, bisogna segnalare che questo stato subentra in seguito ad una manipolazione erronea del prepuzio del bambino, da parte dei genitori o del medico. Volendo costringere il prepuzio a ritrarsi, prima che esso lo faccia naturalmente, il prepuzio si ritrova perciò sotto il glande, senza più essere in grado di ricoprirlo. Può essere allora soggetto ad infiammazione, la quale è in grado comunque di guarire col tempo. E se esiste un eccessivo restringimento del prepuzio, che provoca difficoltà a urinare, può rivelarsi benefico praticare un taglio dorsale del cappuccio prepuziale. Bisogna comunque evitare, in caso di restringimento prepuziale, di procedere affrettatamente alla circoncisione[5].

E) Infezione delle vie urinarie

Il Dr Pasha prende generosamente spunto dalle ricerche del medico americano suddetto, Dr Wiswell, per dimostrare che la circoncisione protegge dall'infezione

---

[4]   Ivi, p. 100.
[1]   Al-Qadiri: Al-khitan, p. 67-70; v. anche Pasha: Asrar al-khitan, p. 81-82.
[2]   Ivi, p. 46-51.
[3]   Gairdner: The fate of the foreskin.
[4]   Øster: Further fate of the foreskin.
[5]   Warren: Norm UK, p. 91; Rickwood, p. 49.

delle vie urinarie. Wiswell, in una delle sue ricerche, basata su 5261 bambini nati negli ospedali militari americani, afferma che l'1,4% dei bambini non circoncisi, contro lo 0,14% dei bambini circoncisi, siano a rischio di contrarre questa infezione[1].

Gli oppositori alla circoncisione segnalano che, considerando l'ipotetica correttezza di queste cifre, bisognerebbe circoncidere 100 bambini al fine di salvarne 1,4, mentre sarebbe possibile prevenire e guarire l'infezione alle vie urinarie, senza ricorrere al bisturi. Se si tiene conto dei rischi inerenti all'operazione della circoncisione, si deve ammettere che il tipo di prevenzione proposta da Wiswell, comporta rischi maggiori di quelli relativi al male che vuole evitare[2].

Gli oppositori segnalano anche che l'infezione delle vie urinarie tocca maggiormente le donne degli uomini. Se dunque la circoncisione fosse un mezzo di prevenzione delle infezioni, bisognerebbe allora, piuttosto, circoncidere le donne. Ora, nessuno proporrebbe tale misura preventiva, alle donne; infatti la loro infezione viene trattata con antibiotici[3]

Infine indicano che, secondo logica, il mantenere il corpo del bambino intatto, piuttosto che mutilarlo, sarebbe una misura più utile a proteggerlo dalle infezioni. Il prepuzio protegge il glande dal contatto con urina ed escrementi. Tagliando il prepuzio, tramite la circoncisione, le vie urinarie restano perciò più soggette ad infettarsi[4].

F) AIDS

La teoria secondo la quale la circoncisione prevenga l'AIDS è stata l'ultima trovata dei sostenitori della circoncisione maschile e femminile. Ha fatto sorridere tanto la gente comune quanto i medici. Ma è una teoria che, col tempo, ha cominciato a prendere piede sia nella stampa popolare che negli scritti scientifici, e che è stata sostenuta anche dall'OMS[5]. Pure dei medici arabi la appoggiano. Il Dr Pasha scrive:

> La circoncisione protegge contro l'AIDS. È l'argomento di un articolo apparso nel 1989 sulla rivista americana *Science*. L'autore di questo articolo, il Dr Marx, riporta tre studi scientifici effettuati negli Stati Uniti e in Africa. Questi studi dimostrano un abbassamento della percentuale di affetti da AIDS, fra i circoncisi. Il Dr Marx deduce così una probabile connessione fra non circoncisione e contagio da AIDS[6]. Altri ricercatori (Dr Simonsen e altri) hanno provato che i non circoncisi siano nove volte più esposti al contagio del virus dell'AIDS, rispetto ai non circoncisi[7].

E Pasha commenta:

---

[1] Pasha: Asrar al-khitan, p. 37-39. Nello Sullo stesso soggetto, v. Al-Bar: Al-khitan, p. 77.
[2] Warren: Norm UK, p. 97; Denniston: Circumcision: an iatrogenic epidemic, p. 105;
     Prescott: Genital Pain, p. 14; Rickwood, p. 49.
[3] Goldman: Circumcision the hidden trauma, p. 30-31.
[4] Ritter, p. 32-1.
[5] Male circumcision in HIV prevention, in:
     www.who.int/hiv/topics/malecircumcision/en/index.html.
[6] Marx: Circumcision may protect against the AIDS virus.
[7] Simonsen: Human immunodeficiency.

Non è cosa stupefacente? Anche quelli che osano disubbidire a Dio, avendo rapporti illeciti, trovano in una delle leggi della natura [la circoncisione], protezione contro questa malattia [l'AIDS]. Abbiamo scoperto la stessa cosa trattando le malattie veneree, e adesso ciò si ripete con l'AIDS. Come osano dunque, alcune persone, continuare a denigrare Dio e a disubbidirgli? Dio dice: "Conoscono la benevolenza di Dio e poi la rinnegano. La maggior parte di loro sono miscredenti" (16:83). Dice anche: "O uomini, ricordate il favore che Dio vi ha concesso. All'infuori di lui c'è forse un creatore?" (35:3). Non bisogna comunque supporre che i circoncisi siano protetti dall'AIDS. Questa malattia tocca tanto i non circoncisi quanto i circoncisi, ma la percentuale di contagi è maggiore fra questi ultimi[1].

Il giornale egiziano *'Aqidati* ha pubblicato, il 5 settembre 1995, un articolo sotto il titolo di *Un testimone della casa della sposa dice: la circoncisione protegge contro l'AIDS*. L'autore di questo articolo, il Dr Ahmad Shafiq, scrive: "Un'organizzazione medica europea ha confessato che la circoncisione protegga dall'AIDS, la peste dell'epoca attuale". Aggiunge: "Questa confessione da parte di un'organizzazione medica, è probabilmente la risposta più efficace e più eloquente alla feroce campagna promossa dalla CNN, mirante a recare offesa all'islam, contro la circoncisione, che è invece appoggiata dall'islam". Questo articolo, si riferisce al film trasmesso dalla CNN il 7 settembre 1994, relativo alla circoncisione di una ragazza al Cairo.

Il giornale egiziano *Sawt al-ummah* del 9 settembre 1995, ha pubblicato un articolo sotto il titolo di *La circoncisione protegge le donne dall'AIDS*. L'articolo riporta quello che ha detto l'ostetrico 'Izzat Al-Sawi:

> Se le organizzazioni mediche occidentali hanno concluso che la circoncisione protegga dall'AIDS e dal cancro del pene, questo non deve stupirci, perché la circoncisione femminile non rappresenta alcun problema e nemmeno è temuta.

L'articolo si conclude con i rimproveri indirizzati agli oppositori della circoncisione femminile, e con la richiesta, a loro, di "smetterla di appoggiare la cordata che si oppone alla circoncisione, ma di attenersi strettamente a quanto è stabilito nel Corano e nella Sunnah, e di smetterla di dubitare o far dubitare affinché si eviti che gli scienziati, che non appartengono all'islam, distruggano il loro pensiero, e confermino la Sunnah e la legge della natura". Un articolo del giornale egiziano *Al-hadaf*, la cui data di edizione ci è sconosciuta, ha come titolo *La circoncisione femminile protegge dall'AIDS*. Questo articolo dice:

> Le agenzie di stampa internazionali hanno diffuso un'informazione secondo la quale un'organizzazione medica europea avrebbe ammesso, negli ultimi tempi, che la circoncisione delle ragazze protegga dall'AIDS. La squadra dei medici sarebbe giunta a questa conclusione in seguito ad esperimenti effettuati su un determinato numero di canadesi, norvegesi e danesi.

---

[1]   Pasha: Asrar al-khitan, p. 57-58.

Segnaliamo infine che, dopo aver ottenuto, il 24 giugno 1997, da parte di un tribunale del Cairo, l'annullamento del decreto del Ministero egiziano della salute, che vietava la circoncisione femminile, lo sceicco Yusef Al-Badri ha dichiarato:

> È la nostra religione. Preghiamo, digiuniamo e ci circoncidiamo. Da 14 secoli le nostre madri e le nostre nonne praticano la circoncisione. Quelle che non vengono circoncise contraggono più facilmente l'AIDS[1].

È chiaro che la stampa egiziana e lo sceicco Al-Badri vorrebbero convincere il pubblico egiziano che la circoncisione femminile protegga dall'AIDS. Ciò vien fatto appoggiandosi alla testimonianza di un'organizzazione medica europea, il che costituisce una frode. L'informazione citata più alto, pubblicata in Occidente, non riguardava la circoncisione femminile ma solamente quella maschile.

In quanto agli oppositori della circoncisione femminile, essi affermano, al contrario, che essa contribuisca a diffondere l'AIDS, a causa degli attrezzi già usati e non sterilizzati utilizzati per praticarla, e a causa dell'infezione della ferita da taglio[2]. Si fa anche notare che viene utilizzato un unico attrezzo per circoncidere parecchie ragazze, il che comporta rischio di contagio.

La teoria della prevenzione dell'AIDS, tramite la circoncisione, ha fatto il suo esordio alla fine degli anni ottanta, quando certi studi africani hanno sostenuto l'esistenza di un legame tra la diffusione del virus dell'HIV, e il pene non circonciso. I difensori della circoncisione maschile, negli Stati Uniti, ne hanno approfittato per difendere questa pratica attaccata dai suoi oppositori sempre più numerosi. Tra questi difensori, bisogna citare particolarmente il Dr Aron Fink, ebreo, che ha mandato, nel 1986, una lettera a una rivista medica, in cui parlava in favore di questa teoria[3]. Interrogato da un giornalista, Fink ha dovuto dichiarare tuttavia che non era in grado di provarla[4]. Numerosi altri medici, principalmente ebrei, hanno offerto il loro sostegno[5]. Si è loro rimproverato di basarsi su dati africani, al posto di basarsi su dati degli Stati Uniti, dove l'AIDS è molto diffusa. Nel 1995, l'OMS ha pubblicato delle statistiche concernenti il numero di persone affette da AIDS, su un campione di 100.000 persone prese in esame. È risultato che gli Stati Uniti figuravano in testa alla lista dei paesi occidentali, in quanto a numero di persone affette da AIDS, e questo nonostante fosse il paese con la percentuale più elevata di circoncisi. Commentando queste cifre, Fleiss scrive:

> Il mito, infondato, secondo il quale la circoncisione possa prevenire l'AIDS, non è solamente falso, ma anche pericoloso. Può condurre gli americani circoncisi a considerarsi come immuni dal virus dell'HIV e, di conseguenza, a sentirsi liberi di avere dei rapporti sessuali non protetti. Questo permetterebbe solamente l'aumento dei morti, causato da una maggiore diffusione dell'HIV e dell'AIDS[6].

---

[1] Email inviato da owner-intact-1@cirp.org il 25.6.1997, testo firmato da Miral Fahmy.
[2] Salim: Dalil al-hayran, p. 50, Rizq, p. 29.
[3] Fink: A possible explanation for heterosexual male infection with AIDS.
[4] United Press International, 29 ottobre, 1986.
[5] Hodges: A short history, p. 35.
[6] Fleiss: An analysis, p. 393-394.

Gli oppositori della circoncisione maschile, affermano che piuttosto che prevenire l'AIDS, essa possa invece essere un vettore di diffusione. Ricordano le seguenti informazioni:

La circoncisione lascia delle cicatrici e rende la pelle del pene più tesa e meno umida. Di conseguenza, il pene circonciso è più soggetto a ferite durante i rapporti sessuali.

I circoncisi sono più inclini a praticare il sesso anale e orale, e più attratti dai rapporti omosessuali.

I circoncisi cambiano più spesso compagni sessuali.

I circoncisi sono più reticenti ad adoperare il preservativo e penetrano il compagno sessuale frettolosamente[1].

I circoncisi potrebbero credersi al riparo dall'AIDS e potrebbero avere rapporti sessuali a rischio.

Questi fattori, secondo gli oppositori, contribuiscono alla propagazione dell'AIDS, al posto di ridurla. Bisogna aggiungere che per prevenire un solo caso di AIDS, bisognerebbe circoncidere 23148 bambini, con un costo di 9,6 milioni di dollari. Se si aggiungono i rischi relativi all'operazione della circoncisione, si potrebbe dire che il ricorso alla circoncisione, per prevenire l'AIDS, diventerebbe più rischioso e più oneroso, per la società, che non l'AIDS medesima[2].

---

[1]   Ritter, p. 35-1.
[2]   Van Howe: Neonatal circumcision, p. 119.

Capitolo 7.
Il dibattito giuridico

1) Silenzio di fronte alla circoncisione maschile

A) Silenzio del legislatore internazionale: caso dell'ONU e dell'OMS

L'ONU si è occupata della circoncisione femminile per la prima volta nel 1931. Quell'anno, si è organizzata a Ginevra una conferenza patrocinata dalla *società per la salvaguardia dell'infanzia*, finalizzata allo studio della situazione dei bambini africani. Parecchi delegati europei hanno chiaramente detto che era giunta l'ora di mettere fine a questa usanza barbara, e a tutti questi riti pagani, tramite l'emissione di una legge. Hanno aggiunto che era dovere della Conferenza, quello di invitare i Governi che permettevano l'uso di riti di questa natura, a considerare alla stregua di criminali tutti coloro che partecipassero a queste barbarie. Tuttavia la maggioranza dei delegati non ha condiviso questo modo di vedere; l'opinione generale è stata quella di diffondere l'educazione, in modo da rendere le persone capaci di decidere indipendentemente per il prosieguo o l'abbandono di questa usanza, secondo la loro sensibilità[1].

L'*ECOSOC* ha invitato l'OMS, con una risoluzione del 19 luglio 1958, a intraprendere uno studio sulla persistenza dei costumi che consistono nel sottomettere le ragazze alle operazioni rituali, e sulle misure prese, o progettate, per mettere fine a queste pratiche[2]. In risposta a questo invito, l'Assemblea mondiale della sanità, con una risoluzione del 28 maggio 1959, ha rifiutato di chinarsi su questo tema, considerandolo come non di sua competenza, per il fatto che "le operazioni rituali [...] sono il risultato di costumi sociali e culturali". Ma nel 1976, l'OMS ha poi pubblicato un rapporto del medico americano Robert Cook dell'OMS, esperto presso l'Ufficio regionale per il Mediterraneo orientale, in cui si fa una distinzione fra tre tipi di circoncisione femminile, e cioè:

- Tipo I. Circoncisione propriamente detta, che consiste in un'eccisione circolare del prepuzio clitorideo. Cook segnala che questa operazione è "analoga alla circoncisione maschile" e che "è praticata talvolta negli Stati Uniti per rimediare a un'impossibilità di raggiungere l'orgasmo, impossibilità legata a un clitoride troppo grande o atrofizzato". Egli considera che "non ci sono conseguenze pregiudizievoli per la salute, che siano state segnalate", e decide perciò di eliminare questo tipo di circoncisione dal suo studio.

- Tipo II. Eccisione: Oltre all'eccisione del prepuzio, si procede all'ablazione del glande clitorideo o del clitoride stesso, e delle parti adiacenti alle piccole

---

[1]   Kenyatta: Au pied du mont Kenya, p. 97.
[2]   E/RES/445 680 (XXVI).

labbra, o anche all'ablazione completa di queste. Pure questo tipo di circoncisione viene eliminato dallo studio del Dr Cook, senza fornire spiegazioni.

- Tipo III: Infibulazione, chiamata anche circoncisione faraonica. Il Dr Cook dedica il suo studio a questo tipo di circoncisione, per il fatto che leda maggiormente il corpo rispetto agli altri tipi di circoncisione[1].

Nel 1977, l'OMS ha creato un gruppo di lavoro che si è occupato della circoncisione femminile. Da quell'anno, le risoluzioni e le conferenze dell'ONU, e dell'OMS, attorno a questo tema, si sono successe a ritmo sfrenato. Si può riassumere la loro posizione nei seguenti punti:

- Condanna della circoncisione femminile sotto tutte le sue forme, effettuata per ragioni non terapeutiche, in quanto violazione del diritto all'integrità fisica e alla salute fisica e psichica, e in quanto discriminazione e violenza verso le donne.

- Rifiuto della medicalizzazione della circoncisione femminile non terapeutica.

- Necessità di stabilire delle leggi che vietino la circoncisione femminile, e che puniscano quelli che la praticano.

- Silenzio in merito alla circoncisione maschile.

Perché questo silenzio? Durante il Seminario dell'ONU tenutosi nel 1991 a Ouagadougou, nel Burkina Faso, i partecipanti hanno chiesto alla gente di fare una distinzione mentale fra circoncisione maschile e quella femminile. Tre ragioni sono state portate in sfavore della circoncisione femminile: si basa su delle superstizioni; non è menzionata nell'Antico Testamento, nel Nuovo Testamento o nel Corano; nuoce alla salute della donna. In quanto alla circoncisione maschile, è stata considerata come avente "funzione igienica"[2]. Uno studio pubblicato dall'OMS nel 1998, riprende questi punti di vista:

> La circoncisione femminile non è differente dalla circoncisione maschile; entrambi consistono in lesioni rituali, eseguite su una persona, senza che quest'ultima ne tragga un beneficio dimostrabile per la sua salute. Una differenza tra le due, è che la circoncisione maschile corrisponda ad una chiara esigenza da parte di alcune religioni, mentre la circoncisione femminile no. Tuttavia, la più importante differenza è che la minima forma di circoncisione femminile possa intaccare le normali funzioni sessuali della ragazza, mentre non esistono prove definitive, nella letteratura medica, relative agli effetti della circoncisione maschile, sulle normali funzioni sessuali del ragazzo[3].

L'ONU ha nominato la Signora Halima Warzazi come relatrice speciale, in merito alle pratiche tradizionali che nuocciono alla salute delle donne e dei bambini.

---

[1] Cook, p. 54-55.
[2] E/CN.4/sub.2/1991/48, 12.6.1991, par. 27.
[3] Female genital mutilation, an overview, p. 3.

Nonostante i molti appelli, la Signora Halima Warzazi rifiuta di trattare, nei suoi rapporti, della circoncisione maschile, che lei anzi, come ha scritto nel suo rapporto datato 2000, giustifica quale rituale religioso e mezzo di prevenzione dell'AIDS[1].

La vera ragione del silenzio dell'ONU e delle sue organizzazioni, è di ordine politico. Ho incontrato la dottoressa Leila Mehra dell'OMS, il 12 gennaio 1992, nel suo ufficio a Ginevra. Alla domanda relativa al perché l'OMS si occupi della circoncisione femminile e dimentichi d'occuparsi della circoncisione maschile, mi ha risposto: "La circoncisione maschile è menzionata nell'Antico Testamento. Vorrebbe crearci dei problemi con gli ebrei?". Lo stesso giorno ho incontrato, sempre a Ginevra, la presidentessa del *Comitato inter-africano*, la Signora Berhane Ras-Work. Le ho posto la stessa domanda. Stranamente, mi ha dato la stessa risposta.

B) Silenzio del legislatore nazionale: caso dell'Egitto

I paesi occidentali: condannano categoricamente qualsiasi tipo di circoncisione femminile; finanziano la campagna contro questa pratica; esercitano delle pressioni sui paesi africani che la praticano. Allo stesso tempo, mantengono il silenzio in materia di circoncisione maschile. Nel seguente punto, ci limitiamo ad analizzare la situazione in Egitto.

Il primo testo legislativo egiziano, concernente la circoncisione femminile, è stato il decreto ministeriale n. 74, del 1959. L'articolo primo di questo decreto, menziona i nomi di quindici personalità, nominate a presiedere una Commissione creata per discutere il tema della circoncisione, di cui fan parte dei religiosi musulmani e dei medici. Vi si trovano il vice-Ministro della Sanità, Mustafa 'Abd-al-Khaliq; il Muftì d'Egitto, Hasan Ma'mun; l'ex-Muftì, Husayn Muhammad Makhluf. L'articolo secondo, indica i provvedimenti adottati da questa Commissione:

> È vietato, ai non medici, praticare l'operazione della circoncisione femminile, e quest'ultima deve essere comunque parziale, e non totale, ed effettuata su colui che la richiede.

> È vietato praticare l'operazione della circoncisione femminile negli stabilimenti del Ministero della sanità, per ragioni sanitarie, sociali e psichiche.

> È vietato, alle *daya*, praticare operazioni di chirurgia, fra cui la circoncisione femminile.

> La circoncisione femminile praticata attualmente, causa un danno fisico e psichico alle donne, nella loro vita pre-matrimoniale e post-matrimoniale. Basandosi su certi detti autentici, i giuristi classici si sono divisi in merito alla qualifica da attribuire alla circoncisione femminile, non sapendo se fosse un dovere o una sunnah, e certi hanno considerato che si trattasse di un atto meritorio (*makrumah*). Sono invece tutti d'accordo che fa parte dei rituali dell'islam, e che la legge musulmana vieti l'ablazione totale.

---

[1] E/CN.4/Sub.2/2000/17, 27.6.2000, par. 54-55.

Questo testo, molto mal redatto, può essere riassunto come segue: "La circoncisione femminile parziale (non definita), fa parte dei rituali dell'islam, contrariamente alla circoncisione femminile totale (non definita). Non può essere praticata che dai medici, fuori dagli stabilimenti statali, e a condizione di essere parziale". Questo testo non è mai stato evocato nei tribunali egiziani, sebbene la percentuale di circoncisioni femminili sia, in Egitto, stimata al 97%. Questa operazione è praticata principalmente dalle *daya* o dai barbieri, e solo talvolta dai medici.

Il 7 settembre 1994, la CNN ha diffuso un film sulla circoncisione di una ragazza chiamata Najla, operata da un barbiere, avvenuta in un quartiere popolare del Cairo. Il fatto è avvenuto mentre proprio in quella città si stava tenendo la Conferenza internazionale sulla popolazione. La violenza delle scene dell'operazione ha provocato un moto di protesta generale sul piano nazionale e internazionale, soprattutto dopo che il presidente egiziano aveva dichiarato, alla vigilia della Conferenza, che la circoncisione femminile fosse raramente praticata in Egitto. Quale reazione, il 19 ottobre 1994, il Ministro della sanità ha inviato, ai direttori degli affari sanitari dei vari distretti, le seguenti istruzioni:

> Vi informiamo che, il Comitato creato in seno al Ministero della sanità, per discutere del fenomeno della circoncisione femminile, composto da grandi professori di medicina e da uomini di religione, di fatwa, di diritto, di media e di sociologia, nella sua riunione di domenica 9 ottobre 1994, è giunto ad affermare [...] la seguente dichiarazione: "la circoncisione femminile non ha fondamento religioso, e si tratta di un'usanza ripugnante ereditata dal passato, la quale comporta gravi rischi per il fisico e la psiche della donna, per la famiglia e per la società". Il Comitato ha anche affermato che, la sensibilizzazione a livello religioso, i media e l'educazione appropriata, hanno un ruolo importante e principale nella lotta contro questa usanza, al fine d'affrancarsene. Perciò, andranno adottate le seguenti misure:

> Interdizione della pratica della circoncisione [maschile e femminile] da parte di non medici, e in luoghi che non siano i locali attrezzati a questo fine, situati ospedali pubblici e centrali, dove venga applicata la legislazione relativa all'esercizio della professione medica. Delle misure giuridiche devono essere prese contro i contravventori di questa misura, nel modo il più celere ed efficace.

> Ogni ospedale educativo o centrale dedicherà due giorni settimanali alla circoncisione maschile, e un giorno settimanale all'accoglienza di famiglie che desiderano passare attraverso la circoncisione femminile.

> Il giorno dedicato alla circoncisione femminile, un Comitato ospedaliero, presente in ogni ospedale, sarà incaricato di ricevere i genitori che desiderano effettuare questa operazione. Questo Comitato dovrà essere composto da un ginecologo, da un anestesista, da un'assistente sociale, da un'infermiera di sala operatoria, e da un precettore e consigliere religioso. Questo Comitato esporrà chiaramente i rischi fisici e psichici relativi a questa operazione, e la posizione della religione in merito ad essa. Dovrà

ricevere la famiglia più di una volta prima di effettuare l'operazione, e non dovrà affrettarsi a rispondere ai desideri della famiglia, non prima di avere esaurito tutti i mezzi di persuasione a non compierla. Questo per limitare progressivamente la diffusione di questo fenomeno, in vista della sua abolizione.

Il Ministro della sanità avrebbe voluto vietare categoricamente questa pratica. Lo sceicco dell'Azhar si è tuttavia opposto, recitando persino la fatwa seguente: "Se gli abitanti di una contrada decidono unanimemente di abbandonare la circoncisione [maschile e femminile], l'imam dichiara loro guerra, perché [essa] fa parte dei rituali dell'islam, e delle sue specificità". Ciò significa, di fatto, che la circoncisione maschile e femminile sia obbligatoria. Per evitare delle agitazioni interne, il Ministro avrebbe voluto giungere a un compromesso accettabile, permettendo, per esempio, la circoncisione solamente in seno agli ospedali. Ciò avrebbe comunque voluto dire la medicalizzazione e la legalizzazione di questa pratica. Gli ambienti opposti a quest'ultima hanno "sparato" contro il Ministro. Gli Stati Uniti hanno minacciato di tagliare ogni aiuto economico all'Egitto se il Ministro non fosse ritornato sulla sua decisione. Numerose dichiarazioni sono state fatte anche in Egitto, contro il decreto ministeriale. Il Ministro della sanità ha finito per cedere. Il 17 ottobre 1995, ha mandato ai direttori degli Affari sanitari, di ogni distretto, le seguenti istruzioni:

A seguito di ciò che vi è stato inviato il 19 ottobre 1994, concernente le misure da prendere per la pratica della circoncisione femminile;

Visti i risultati incoraggianti che ci sono giunti questi ultimi tempi da parte dei presidenti dei distretti, delle direzioni degli Affari sanitari e delle Associazioni civili, risultati che dimostrano l'indietreggiamento del fenomeno della circoncisione femminile in seguito alla campagna intrapresa dai differenti organi del Ministero della sanità;

Viste le conseguenze della pratica di questa usanza ripugnante, e dei gravi rischi fisici e psichici per la donna, per la famiglia e per la società, ad essa correlati;

Le circoncisioni femminili non saranno più effettuate negli ospedali pubblici e centrali. Le sezioni di ginecologia e d'ostetricia in questi ospedali, e le sezioni della protezione della maternità e dell'infanzia, si limiteranno oramai a sensibilizzare e a consigliare le famiglie, al fine di limitare questo fenomeno.

Nel 1996, il Ministro della sanità, Dr 'Abd-al-Fattah, è stato sostituito dal Dr Isma'il Salam. A questo cambiamento sono seguiti due decessi di ragazze causati da circoncisione, operazioni eseguite l'una da un medico e l'altra da un barbiere. Ci si è resi conto del fatto che i medici non fossero più affidabili dei barbieri, e che entrambi, agendo, violavano la legge. L'8 luglio 1996, il Ministro della sanità ha promulgato il decreto n. 261 seguente:

1) Interdizione di praticare la circoncisione femminile negli ospedali o nelle cliniche, sia pubblici che privati, eccetto che in caso di malattia. La malattia

deve essere verificata dal direttore della direzione di ginecologia e di ostetricia dell'ospedale, su proposta del medico curante.

2) La pratica di questa operazione da parte di non medici, sarà considerata come un reato e sarà punibile secondo le leggi e i regolamenti.

Questa seconda clausola è in effetti un'applicazione dell'articolo primo della legge, relativa all'esercizio della professione medica, n. 415 del 1954, che vieta ai non medici di esercitare il mestiere di circoncisore, in tutte le sue forme.

Il decreto ministeriale ha soddisfatto gli oppositori della circoncisione femminile, ma sono i suoi difensori ad essersi adirati. Il Dr Munir Fawzi e lo sceicco Yusef Al-Badri hanno sporto denuncia presso il Tribunale amministrativo, chiedendo di dichiarare il decreto in questione contrario all'islam e alla Costituzione (poiché quest'ultima considera i principi di diritto musulmano come la fonte principale di diritto). Il Tribunale ha dato loro ragione, dato che solo il Parlamento era abilitato ad adottare una norma, che comportasse una sanzione penale. Il Ministro della sanità è ricorso in appello. Il Primo ministro, il presidente del Sindacato dei medici e le ONG si sono uniti al suo ricorso. Il 28 dicembre 1997, la Corte suprema amministrativa ha deciso che il Ministro avesse agito nei limiti delle sue competenze. Ha aggiunto che il Codice penale sarebbe stato applicato, in caso di violazione dell'integrità fisica delle ragazze, e che sarebbe stato applicato nei casi di circoncisione, essendo quest'ultima un'operazione ingiustificata. Ha deciso inoltre:

> Non esiste in materia di circoncisione femminile una norma musulmana chiara e obbligatoria basata sul Corano o sulla Sunnah di Maometto. Gli imam delle quattro correnti musulmane e i giuristi moderni hanno avuto delle divergenze in merito al sapere se si tratti di un dovere o di un atto raccomandato.

Di conseguenza, secondo la Corte, il decreto ministeriale non ha violato la Costituzione. Ha aggiunto:

> Siccome la circoncisione è un atto chirurgico senza fondamento in diritto musulmano, il quale non la impone, la normativa di base vuole che essa non sia praticata senza ragione terapeutica. La chirurgia, di qualsiasi tipo e invasività, fatta senza la realizzazione delle condizioni che la autorizzano, costituisce un atto illecito, a livello di diritto musulmano e di diritto reale, e questo in virtù del principio generale di diritto della persona alla sua integrità fisica, e del principio dell'incriminazione di ogni atto non autorizzato, portante attentato a questa integrità.

Segnaliamo qui che il Parlamento egiziano ha deciso, durante la discussione della legge del 1996, relativa ai bambini, che l'articolo 240 del Codice penale dovesse essere applicato alla circoncisione femminile, e che essa stessa doveva essere incriminata. Non è dunque necessario vietare la circoncisione con una norma separata, poiché il Codice penale include questo argomento[1].

---

[1]   Al-Ahram, 25.2.1996.

2) Circoncisione e diritti dell'uomo

Come apprezzare la condanna della circoncisione femminile quando cala il silenzio in merito alla circoncisione maschile, da parte dell'ONU, dell'OMS, dei paesi occidentali e dell'Egitto, dal punto di vista dei diritti dell'uomo?

A) Il principio di non discriminazione

Condannare la circoncisione femminile e fare silenzio in merito alla circoncisione maschile, senza giustificare scientificamente questa discriminazione, significano:

- Il riconoscere un diritto alle donne, mentre ciò è negato agli uomini.

- Il condannare la cultura africana che pratica la circoncisione femminile, e l'accettazione della cultura occidentale che non conosce questa pratica, ma che conosce la circoncisione maschile.

- Il rifiutare di proteggere i bambini ebrei e musulmani, per paura di ritorsioni a livello politico da parte delle loro rispettive comunità.

Così facendo, il legislatore internazionale e nazionale, e le organizzazioni non governative che adottano le stesse posizioni, violano il principio di non discriminazione. Questo principio è invece praticamente presente in tutti i documenti internazionali e in tutte le costituzioni dei paesi occidentali e africani. Per esempio, l'articolo primo della Carta dell'ONU dice:

> I fini delle Nazioni Unite sono: [...]
>
> 3) Conseguire la cooperazione internazionale nella soluzione dei problemi internazionali di carattere economico, sociale culturale o umanitario, e nel promuovere e incoraggiare il rispetto dei diritti dell'uomo e delle libertà fondamentali per tutti senza distinzioni di razza, di sesso, di lingua o di religione.

L'articolo 2 par. 1, della Dichiarazione universale, sostiene:

> A ogni individuo spettano tutti i diritti e tutte le libertà enunciati nella presente Dichiarazione, senza distinzione alcuna, per ragioni di razza, di colore, di sesso, di lingua, di religione, di opinione politica o di altro genere, di origine nazionale o sociale, di ricchezza, di nascita o di altra condizione.

L'articolo 40, della Costituzione egiziana del 1971, dice:

> I cittadini sono uguali davanti alla legge. Hanno gli stessi diritti e gli stessi doveri pubblici, senza discriminazione per ragioni di sesso, di origine, di lingua, di religione o di credo.

Il Giuramento di Ginevra dell'AMM:

> Non permetterò che considerazioni relative all'affiliazione politica, all'età, al credo, ad una malattia o un'infermità, alla nazionalità, all'origine etnica, alla razza, al sesso, allo statuto sociale o all'orientamento sessuale, dei miei pazienti, compromettano lo svolgimento del mio dovere verso di essi[1].

---

[1] www.wma.net/f/policy/17-a_f.html.

Pare che sia stata fornita una giustificazione per l'atteggiamento discriminatorio, attualmente applicato nei confronti dei due tipi di circoncisione, da parte del legislatore internazionale e nazionale, e delle ONG: la circoncisione maschile sarebbe sostanzialmente differente dalla circoncisione femminile. Ora, differenziare la sostanza di queste due pratiche, è piuttosto il frutto d'illusioni, che d'esame della realtà. Sia l'una che l'altra sono infatti una violazione dell'integrità fisica di un minorenne, che avviene senza il suo consenso, e senza una ragione medica.

L'atteggiamento discriminatorio sarebbe giustificato per una ragione legittima. Questo è il caso quando si favoriscono le donne in campo politico e lavorativo, per il fatto che per molto tempo esse sono state escluse sia dall'uno che dall'altro campo, e private del loro diritto a parteciparvi. Una tale discriminazione positiva, cesserebbe però quando il numero delle donne, in campo politico e del lavoro, diventasse uguale a quello degli uomini. Ma tale discriminazione positiva non ha però motivo di esistere in materia di circoncisione; sono infatti bambini di ambo i sessi a cadere vittima di questa pratica. Inoltre, sono i maschi ad essere circoncisi in numero maggiore, rispetto alle femmine. All'anno, i bambini che vengono circoncisi sono 13 milioni, mentre le bambine sono 2 milioni.

Ci sarebbe una giustificazione per l'atteggiamento discriminatorio attuale se la circoncisione femminile fosse nettamente più invasiva della circoncisione maschile. Ora, si sa che la circoncisione femminile e la circoncisione maschile, vengono eseguite in diversi modi. Se ci si basa sul fattore "invasività dell'operazione", il legislatore dovrebbe condannare tutte le forme di circoncisione, sia maschile che femminile, o stabilire quale siano le pratiche condannabili e quale quelle tollerabili. Attualmente invece, il legislatore condanna tutte le forme di circoncisione femminile, dalla più leggera alla più grave, e tollera tutte le forme di circoncisione maschile, dalla più leggera alla più grave. Supponendo pure che la circoncisione femminile, in generale, venga praticata nella sua forma più grave, ciò non giustifica comunque la tolleranza dimostrata verso la circoncisione maschile, poiché quest'ultima è in sé una violazione del diritto all'integrità fisica. Per analogia, pur affermando che l'omicidio sia un reato più grave rispetto allo stupro o al furto, ciò non significa che il legislatore si occupi di punire unicamente gli omicidi, lasciando gli stupri e i furti impuniti. Inoltre, è chiaramente sbagliato sorvolare sull'attentato all'integrità fisica relativo alla circoncisione maschile che avviene negli Stati Uniti, mentre si sottolinea l'attentato all'integrità fisica, relativo alla circoncisione femminile che avviene in Africa, per il fatto che esso assume una forma più grave[1].

B) Diritti religiosi e culturali

Vista l'importanza delle norme religiose e culturali, il legislatore, da sempre, ha provato a riconoscere alle comunità il diritto di vivere secondo le loro norme religiose e di praticare la loro cultura. Così la Dichiarazione universale dice:

---

[1] Boyd, p. 135.

Articolo 18 - Ogni individuo ha il diritto alla libertà di pensiero, coscienza e di religione; tale diritto include la libertà di cambiare religione o credo, e la libertà di manifestare, isolatamente o in comune, sia in pubblico che in privato, la propria religione o il proprio credo nell'insegnamento, nelle pratiche, nel culto e nell'osservanza dei riti.

Articolo 27 par. 1 – Ogni individuo ha diritto di prendere parte liberamente alla vita culturale della comunità, di godere delle arti e di partecipare al progresso scientifico e ai suoi benefici.

La Costituzione egiziana dice:

Articolo 46 - Lo Stato garantisce la libertà di credo e la libertà d'esercizio del culto.

Il diritto di praticare la circoncisione, in quanto manifestazione religiosa o culturale, è invocata tanto dai difensori della circoncisione maschile che di quella femminile. Così, il professore Freeman, della Facoltà di diritto di Londra, scrive: "Negare a un figlio ebreo o musulmano una circoncisione, questo è distruggere il diritto del figlio a un'eredità culturale e a un'identità"[1]. Ma questo professore si affretta a esprimere delle riserve: "Questo diritto non significa che ogni pratica religiosa possa essere tollerata in nome del multiculturalismo"[2].

È chiaro che questo professore si riferisca alla circoncisione femminile, senza nominarla. I difensori di questa pratica, la difendono in effetti in nome del rispetto della loro cultura, e della loro religione. Così, Jomo Kenyatta non esita a ricordare il caso della circoncisione maschile, autorizzata agli ebrei, per giustificare la pratica della circoncisione femminile, in seno alla sua cultura. Egli equipara l'importanza delle due pratiche, considerandole come condizioni *sine qua non* per ricevere un insegnamento religioso e morale completo"[3].

Se questa è la posizione dei difensori della circoncisione maschile e femminile, quella del legislatore internazionale e nazionale è diversa. Come si è visto più in alto, si fa una netta distinzione fra circoncisione femminile e maschile; quest'ultima rimane una pratica tollerata, pur senza una ragione valida, mentre quella femminile è chiaramente vietata. Coloro che si oppongono alla circoncisione femminile, stanno semplicemente rigettando dei costumi altrui; se infatti il rifiuto si basasse su motivi medici, bisognerebbe rigettare tanto la circoncisione femminile quanto quella maschile. E se ci si basasse sul fattore "invasività", bisognerebbe allora permettere soltanto il primo tipo di circoncisione femminile (ablazione del cappuccio del clitoride), e il primo tipo di circoncisione maschile, e vietare tutti gli altri tipi di queste due pratiche. In virtù di ciò, bisognerebbe dunque vietare la circoncisione ebraica, che appartiene al secondo tipo di circoncisione maschile: ablazione del prepuzio (*milah*) e ablazione della fodera del prepuzio (*periah*). Solo l'ablazione del prepuzio dovrebbe essere autorizzata. L'accettazione di qualsiasi

---

[1] Freeman, p. 74.

[2] Ivi, p. 75.

[3] Kenyatta, p. 98-99.

altra pratica, rivela dell'imperialismo culturale e della discriminazione ingiustificata.

Le circoncisioni maschile e femminile sono probabilmente delle pratiche, religiose o culturali, che vincolano le comunità. Ma sono anche delle pratiche che invadono la sfera privata di un individuo, oltretutto minorenne, senza che vi sia ragione medica per farlo. Le comunità hanno diritto di praticare ciò che considerano come facente parte dalla loro religione e della loro cultura, a titolo di diritto comunitario, ma hanno il dovere di rispettare il diritto individuale, quello relativo all'adesione o meno a credenze religiose, costumi culturali, ecc., e relativo all'integrità fisica e alla vita, al pudore, ecc., e hanno il dovere di rispettare i morti. Quelli citati sono i doveri a cui, particolarmente, vengono meno coloro che praticano la circoncisione. In merito ai diritti comunitario e privato, la questione è allora: quale dei due è più importante tenere in considerazione?

La regola di base è che i diritti individuali, considerati come fondamentali, prevalgano sui diritti collettivi. In nome della tolleranza nei confronti della sua religione o della sua cultura, una comunità non può chiedere al legislatore di chiudere gli occhi sulle violazioni di diritti individuali, da parte della comunità. Questa regola è stata enunciata, chiaramente, nella Dichiarazione dei principi di tolleranza, proclamata e firmata dagli Stati membri dell'UNESCO, il 16 novembre 1995. L'articolo 1, cifra 1, definisce "la tolleranza" come segue:

> La tolleranza è rispetto, accettazione e apprezzamento della ricchezza e della diversità delle culture del nostro mondo, delle nostre forme di espressione e dei nostri modi di esprimere la nostra qualità di esseri umani. [...] Non è solo un obbligo morale: è anche una necessità politica e giuridica.

Ma questo articolo aggiunge, alla cifra 2:

> Tolleranza non è concessione, condiscendenza, compiacenza. La tolleranza è, soprattutto, un atteggiamento attivo animato dal riconoscimento dei diritti umani universali, e delle libertà fondamentali degli altri. In nessun caso la tolleranza potrà essere invocata per giustificare attentati a questi valori fondamentali [...]. [1]

Ricordiamo infine il Giuramento di Ginevra dell'AMM, che dice:

> Non permetterò che considerazioni relative all'affiliazione politica, all'età, al credo, ad una malattia o un'infermità, alla nazionalità, all'origine etnica, alla razza, al sesso, allo statuto sociale o all'orientamento sessuale, dei miei pazienti, compromettano lo svolgimento del mio dovere verso di essi[2].

Questa citazione significa anche che il medico non dovrà lasciarsi influenzare da ragioni religiose o culturali, per la pratica della attività mediche.

---

[1] Déclaration de principes sur la tolérance, www.unesco.org/tolerance/declafre.htm. Testo in italiano: www.provincia.modena.it/allegato.asp?ID=18090.

[2] www.wma.net/f/policy/17-a_f.html.

C) Circoncisione e diritto all'integrità fisica e alla vita

La circoncisione, tanto maschile quanto femminile, è un attentato all'integrità fisica, il quale compromette il normale funzionamento dell'organismo, e conduce a complicazioni a livello fisico, psichico e sessuale e, talvolta, conduce alla morte. Perciò, la pratica della circoncisione, oltre ad essere una violazione del diritto all'integrità fisica, è anche una violazione del diritto alla vita.

Questi due diritti, sono tra i diritti dell'uomo più importanti. Le leggi di tutti i paesi del mondo, occidentali o del Terzo Mondo che siano, ne fanno menzione, e prevedono delle sanzioni penali per coloro che li violano, e contro costoro sono possibili azioni civili per il risarcimento dei danni che hanno causato. Sarebbe stato evidente, dunque, che il legislatore internazionale li mettesse esplicitamente in testa alla classifica dei diritti dell'uomo. Ma stranamente, mentre il diritto alla vita è menzionato nei documenti internazionali, il diritto all'integrità fisica non appare nella Dichiarazione universale dei diritti dell'uomo, nel Patto civile, nella Convenzione europea dei diritti dell'uomo e nella Convenzione sui diritti dell'infanzia. Questo diritto figura solamente nella Convenzione americana dei diritti dell'uomo (art. 5 par. 1) e nella Carta africana dei diritti dell'uomo (art. 4). Sarebbe legittimo, a questo punto, chiedersi perché l'ONU e l'Europa si siano dimenticate di prendere in considerazione il diritto all'integrità fisica. Sarà stato per non urtare la sensibilità delle comunità che praticano la circoncisione maschile?

Segnaliamo che l'articolo 3 par. 1, delle quattro Convenzioni di Ginevra relative al Diritto internazionale umanitario, vieta gli attentati all'integrità fisica, e quindi le mutilazioni:

> ... sono e rimangono vietate, in ogni tempo e luogo, nei confronti delle persone sopra indicate [...] le violenze contro la vita e l'integrità corporale, specialmente l'assassinio in tutte le sue forme, le mutilazioni, i trattamenti crudeli, le torture e i supplizi[1].

È detto che questa disposizione deve essere applicata "senza alcuna distinzione di carattere sfavorevole che si riferisca alla razza, al colore, alla religione o alla credenza, al sesso...". Se dunque il rispetto di una tale disposizione è imposto in tempo di guerra, a maggior ragione dovrebbe essere imposto in tempo di pace.

D) Circoncisione e diritto al pudore

Le leggi di tutti i paesi del mondo sanciscono gli attentati al pudore. Il dovere di rispettare il pudore del fanciullo, è riconosciuto nella Convenzione per i diritti dell'infanzia:

> Articolo 16 par. 1 - Nessun fanciullo sarà oggetto d'interferenze arbitrarie o illegali nella sua vita privata, nella sua famiglia, nel suo domicilio o nella sua corrispondenza, e neppure di affronti illegali al suo onore e alla sua reputazione.

> Articolo 34 - Gli Stati parti si impegnano a proteggere il fanciullo contro ogni forma di sfruttamento sessuale e di violenza sessuale [...].

---

[1] V. anche l'articolo 32 della quarta convenzione di Ginevra.

Il rispetto del pudore è affermato anche nelle norme deontologiche mediche. Nel Giuramento di Ippocrate (d. 377 avanti Cristo) è detto:

> In qualsiasi casa andrò, io vi entrerò per essere utile ai malati, e mi asterrò dal compiere qualsiasi atto volontariamente sbagliato o corrotto, e dal sedurre donne o uomini, siano essi liberi o schiavi[1].

Colui o colei che circoncide, sveste la sua vittima, manipola i suoi organi sessuali, e li mutila. E quando si tratta di circoncisione ebraica, la regola religiosa vuole che il circoncisore s'infili il pene del bambino in bocca, e lo succhi. Non c'è dubbio che tali comportamenti vadano annoverati fra quelli relativi all'attentato al pudore e alla pedofilia, anche perché già la circoncisione in sé non è giustificata da un punto di vista medico.

Coloro che in Egitto si oppongono alla circoncisione femminile, non esitano a ricordare il diritto al pudore. Così, il vice-presidente della Corte di cassazione egiziana scrive che quel medico che toccasse il seno di una donna senza un preciso motivo medico, commetterebbe un attentato al pudore. La stessa cosa varrebbe per colui che, allo stesso modo, toccasse gli organi sessuali di una ragazza[2]. Al-Saghir cita una sentenza egiziana del 1994, non pubblicata, che qualificava la circoncisione maschile quale attentato al pudore. Un'altra sentenza del 1995, non pubblicata, diceva la stessa cosa; in quel caso la circoncisione era stata compiuta da un infermiere, su un ragazzo di meno di sette anni[3]. Al-Saghir considera che la circoncisione sia un attentato maggiore al pudore, poiché la circoncisione viene compiuta su una persona minorenne, la quale viene costretta a subire l'intervento. E anche se questa persona minorenne fosse d'accordo di subire l'intervento, non si dovrebbe considerare come valido il suo consenso, in quanto non proveniente da una persona maggiorenne[4].

E) Circoncisione e rispetto dei morti

Il rispetto del cadavere umano è un principio conosciuto all'umanità, da tempi immemorabili. Attaccarlo, costituirebbe un atto di profanazione. Non ci risulta che il legislatore internazionale abbia espressamente stabilito dei diritti, che entrino in vigore dopo la morte dell'uomo, a meno che non si debbano intendere gli articoli atti a proteggere la dignità dell'uomo in vita (i quali vietando trattamenti umilianti, degradanti, disumani e crudeli), come estendibili anche al defunto. Viceversa, le leggi di tutti i paesi del mondo, sanciscono che il corpo della persona defunta, e il luogo dove esso è seppellito, non siano oggetto di profanazione.

Presso gli ebrei, il bambino nato morto viene circonciso, prima di essere seppellito. Parimenti, gli ebrei praticano la circoncisione su tutti i loro morti, che non siano già stati circoncisi in vita. Essere circoncisi è una condizione per essere seppelliti in un

---

[1] www.fse.ulavpar.ca/dpt/morale/avort/hist/avorhypc.html. Testo in italiano:
    www.scuolamedicasalernitana.it/medicina_oggi/giuramento_di_ippocrate.htm.
[2] 'Uways: Khitan al-inath, p. 10-11. V. anche 'Abd-al-Salam: Khitan al-inath, p. 26;
    Mu'tamar al-sihhah al-injabiyyah, p. 33.
[3] Al-Saghir, p. 100.
[4] Ivi, p. 101-105.

cimitero ebraico. Quest'ultima situazione è stata oggetto di un burrascoso dibattito, in seno al Knesset[1]. La circoncisione dei morti, è auspicata anche da certi giuristi musulmani classici[2]. Non c'è dubbio che tale pratica violi le norme penali, relative all'obbligo di non profanazione dei morti. Anche se la non circoncisione dei morti non è regolata in seno alla legislazione internazionale, o in seno alle legislazioni nazionali, è dovere degli intellettuali quello di denunciare la pratica ripugnante della circoncisione dei morti, pubblicamente, in quanto è un atto contrario al senso della decenza e della morale comuni.

3) Circoncisione e dispensa medica

I difensori della circoncisione maschile e femminile la giustificano dicendo che essa faccia parte delle operazioni citate nella *dispensa medica*, così com'è il caso di tante altre operazioni. Ma in effetti, per autorizzare un'operazione che viola l'integrità fisica ed espone il paziente a rischi per la sua salute, e per la sua vita, occorrerebbe che questa operazione adempisse tre condizioni contemporaneamente, ovvero: 1) necessità di praticarla, a livello medico; 2) consenso da parte del paziente o del suo rappresentante legale, a praticare l'operazione; 3) operazione effettuata da parte di una persona autorizzata, che operi in modo disciplinato, secondo le regole previste. Attualmente invece, in caso di circoncisione maschile e femminile, queste tre condizioni si presentano molto raramente in modo simultaneo.

A) Necessità medica

Un'operazione chirurgica è considerata come necessaria, e dunque autorizzata dalla legge, nei seguenti casi:

- Occorre innanzitutto che ci sia un bisogno di prevenzione o di cura, che giustifichi questa operazione. Se il bisogno cessa di esistere, l'operazione diventa illecita.

- Occorre che i vantaggi attesi dall'operazione siano superiori agli svantaggi causati da essa.

- Occorre che l'operazione sia l'unico mezzo possibile per rimuovere il male.

- Infine occorre che l'intervento del medico sia compiuto allo scopo di curare, e che non attenti al pudore del paziente.

Questi principi non sono rispettati nella schiacciante maggioranza delle circoncisioni maschili e femminili. Queste operazioni vengono generalmente effettuate per ragioni religiose o culturali, e non per ragioni mediche. Esse vengono effettuate su degli organi sani, che non necessiterebbero di alcun intervento chirurgico. Queste operazioni non rivestono alcun interesse a livello di cura o di prevenzione. Anche in caso d'infezione o di fimosi, sarebbe praticamente sempre possibile curarli per mezzo di antibiotici e altri medicinali, meno invasivi rispetto alla chirurgia. Infine, i rischi legati all'operazione chirurgica della circoncisione, sono sempre più elevati rispetto ai pretesi vantaggi, a livello medico, legati ad essa.

---

[1]   The Jerusalem Report, 9.9.1993; Jerusalem Post, 16.7.1998, su Internet.
[2]   Aldeeb Abu-Sahlieh: Circoncision masculine, p. 179.

In un paese come l'Egitto, che pratica la circoncisione femminile, gli oppositori invocano il principio di non necessità, al fine di condannare questa pratica e farla uscire dalla lista delle operazioni autorizzate dalla legge[1]. Stranamente però, si rifiutano di estendere il loro ragionamento alla circoncisione maschile[2].

Alcuni difensori della circoncisione, tanto maschile quanto femminile, la vedono come un'operazione di chirurgia estetica[3]. Nelle operazioni di chirurgia estetica, il medico interviene non per prevenire o curare una malattia, ma per alleviare una sofferenza che esiste a livello psicologico. Siccome il legislatore permette tali operazioni, la circoncisione, secondo i suoi difensori, deve essere considerata alla stessa stregua, e dunque autorizzata dalla legge.

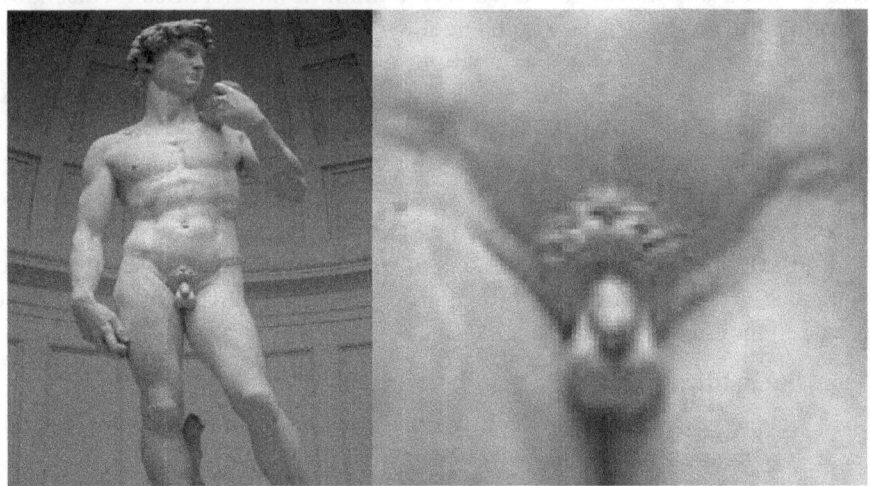

Esistono dei casi di deformazione a livello di organi sessuali, maschili o femminili. Così, una donna potrebbe avere un clitoride eccessivamente voluminoso, o un prepuzio abbondante, o due piccole labbra troppo grandi, che le creerebbero dei problemi a livello funzionale e psicologico. Un uomo potrebbe avere un prepuzio troppo lungo e pendente. Una tale deformazione potrebbe essere congenita, oppure il risultato di una scorretta manipolazione da parte della persona stessa, o da parte di un medico. L'intervento chirurgico che mirasse a restituire una forma più abituale a questi organi, non porrebbe praticamente alcun problema a livello giuridico. Ma non è pensabile di poter applicare delle norme valevoli per un fenomeno eccezionale e raro, a tutte le operazioni di circoncisione, maschile e femminile. Nessuno sarebbe in grado di giustificare la circoncisione di milioni di bambini, adducendo motivi legati all'estetica. Si deve qua osservare che le sculture e dipinti classici sono realizzati con prepuzio; e tanti circoncisi fanno il retauro del prupuzio.

---

[1]   'Uways: Khitan al-inath, p. 11-12; Fayyad, p. 7-8; Mu'tamar al-sihhah al-injabiyyah, p. 35.
[2]   Al-mumarasat al-taqlidiyyah, p. 25-26.
[3]   Aldeeb Abu-Sahlieh: Circoncision masculine, p. 308-309.

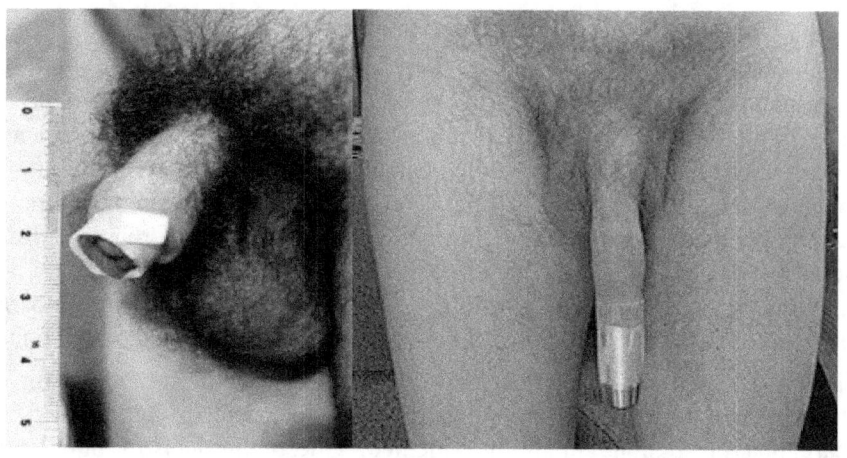

B) Consenso illuminato

Affinché il consenso sia valido, occorre che sia dato liberamente e non per sbaglio, e che sia ottenuto senza frode e senza costrizione. Perciò, deve essere basato sulla conoscenza dei vantaggi e dei rischi a cui si va incontro operando una certa scelta, e delle possibili scelte alternative. Ciò implica la possibilità, per il consenziente, di porre innanzitutto delle domande, alle quali il medico sia in grado di dare delle risposte comprensibili, con conoscenza di causa. Attualmente, i problemi principali, circa il consenso a farsi circoncidere, sono che la circoncisione è legata a dei tabù, di cui nemmeno i medici osano parlare; non esistono statistiche affidabili sui rischi legati alla circoncisione; l'istruzione, in merito alla circoncisione impartita nelle facoltà di medicina è insufficiente.

Occorre anche che il medico sia libero di comunicare le informazioni. Attualmente, questo non avviene sempre, soprattutto se il medico è in formazione sotto la direzione di un altro medico, favorevole alla circoncisione, o se il medico è all'opera in un ospedale la cui politica è in favore della circoncisione.

Si pone qui il dubbio circa il tipo di consenso offerto dal paziente o dal suo rappresentante legale. Secondo noi, i genitori non avrebbero il diritto di acconsentire ad un'operazione, che non avesse alcun interesse a livello medico, come nel caso della circoncisione. E cosa accadrebbe quando i due genitori non fossero d'accordo tra loro, in merito all'acconsentire o meno? In questo caso, interverrebbe il giudice, che deciderebbe per loro. Ma poiché la circoncisione non ha ragioni di essere, a livello medico, egli dovrebbe vietarla, finché non sia il paziente stesso a richiederla per se stesso, non prima che costui abbia raggiunto la maggior età. E, sebbene la richiesta di circoncisione, giungesse da una persona maggiorenne, sarebbe possibile, per un medico, procedere all'amputazione di un organo, senza che via fosse una ragione a livello medico? La risposta è negativa. Ciò significa che se una persona maggiorenne volesse farsi circoncidere, a causa delle sue convinzioni religiose, dovrebbe circoncidersi da sé.

C) Autorizzazione ad esercitare e rispetto delle regole mediche

La circoncisione annoverata nella dispensa medica, è quella praticata da persona autorizzata ad esercitare la professione medica, che agisce nel rispetto delle regole del campo medico. Ora, spesso i circoncisori non sono muniti di certificati che permetterebbero loro di praticare un'operazione chirurgica, la quale dovrebbe essere riservata ai soli medici specializzati. E, anche se la circoncisione fosse operata da un medico, costui dovrebbe agire nel rispetto delle regole del campo medico. Ora, queste regole non autorizzerebbero un medico ad amputare un organo sano. Purtroppo né i paesi occidentali, né Israele, né l'Egitto, rispettano questa semplice regola di base. Di seguito, ci limiteremo ad analizzare il caso egiziano.

In Egitto, la grande maggioranza di circoncisioni maschili e femminili, viene effettuata senza ragione medica, e da parte di circoncisori non autorizzati a praticare una professione in ambito medico. Questi circoncisori pubblicizzano chiaramente, fuori dai loro locali, ciò che praticano, e le autorità lo vedono e lo sanno. Ma qualcosa, contro di loro, avviene solamente quando viene sporta denuncia da parte dei genitori, a causa di una circoncisione non riuscita; allora le autorità giudiziarie ricordano ai circoncisori che stanno effettuando delle operazioni di pertinenza dei medici, e che non sono autorizzati a farlo. Si può comprendere allora lo stupore di quel barbiere (che aveva accettato di farsi filmare dalla CNN, il 7 agosto 1994, mentre circoncideva una ragazza al Cairo), per essere stato fermato dalla polizia. Egli non era certamente la prima volta che circoncideva e conosceva probabilmente altre centinaia di barbieri che circoncidevano, come lui: egli non è perciò riuscito a capire perché l'avessero fermato, e perché solo lui.

4) L'interdizione tra utopia e fattibilità

Se vogliamo rispettare le leggi e i diritti dell'uomo, punto per punto, dobbiamo considerare la circoncisione, tanto maschile quanto femminile, come ogni intervento medico, senza distinzione sulla base del sesso o della religione. Va autorizzata soltanto se esiste una necessità medica a procedere, se esiste il consenso da parte dell'interessato o del suo rappresentante legale, e se essa viene compiuta da un medico autorizzato, che opera secondo le regole che dirigono la professione medica. Ogni circoncisione che non adempisse queste tre condizioni, dovrebbe essere perseguita d'ufficio, indipendentemente dal sesso o dall'appartenenza religiosa della vittima, dei suoi genitori, e del circoncisore.

Tale sarebbe l'ideale, ma la realtà è un'altra. La realtà è che le autorità legislative, giudiziali ed esecutive, e le organizzazioni mediche, sono reticenti a prendere delle misure efficaci contro la circoncisione, particolarmente contro la circoncisione maschile. Ogni anno, quindici milioni di bambini, di cui tredici milioni di ragazzi e due milioni di ragazze, sono vittime di questa pratica; in questi casi le tre condizioni suddette sono adempite solo in rarissimi casi. Senza margine d'errore, si può dire che almeno il 99, 9% delle circoncisioni avvengano contrariando il senso morale comune. Perciò, è legittimo chiedersi come mai la realtà non corrisponda all'ideale, e cosa si possa fare per realizzare quest'ultimo. Insisteremo qui sull'analisi del caso egiziano.

Il Dr Al-Fanjari dice che vorrebbe promulgare una legge severa, che vietasse la circoncisione femminile. Ma aggiunge:

> Dal punto di vista pratico, una legge che si opponga a questa usanza sociale, diffusa in Egitto, tanto nelle campagne quanto nelle città, sarà solamente dell'inchiostro su della carta, se tutto il popolo non ne vedesse la bontà. I primi a violare questa legge saranno i padri e le madri, abituati a questa usanza, ereditata dai loro genitori e dai loro antenati. La forma più pericolosa di circoncisione, è quella rivestita dall'abito della religione. È difficile combatterla, a meno che, in primo luogo, non si usino ragioni religiose per farlo. Perciò, la promulgazione di una legge concernente la circoncisione femminile, deve essere preceduta da una campagna di sensibilizzazione, molto generalizzata, che mostri i danni causati dalla circoncisione, a livello medico, e che mostri l'assenza di fondamenti, per la pratica della circoncisione, a livello di religione musulmana. Dovranno partecipare a questa campagna sia i medici che i religiosi illuminati[1].

Il cambiamento della società potrebbe avvenire a causa di una rivoluzione o di un'evoluzione progressiva. Il diritto musulmano conosce il principio di progresso. Ad esempio, in relazione all'interdizione del vino, che nel Corano è sopraggiunta in tre tappe. Il Corano ha cominciato a dire che "nel vino c'è un grande peccato, e qualche vantaggio per gli uomini" (2:219). Poi, ha prescritto: "Non accostarvi all'orazione se siete ebbri, finché non siate in grado di capire quello che dite" (4:43). E l'ha vietato, infine, categoricamente, annoverandolo fra "le immonde opere di Satana", chiedendo ai credenti di astenersene (5:90-91).

Certi sperano di riuscire ad applicare questo processo di progressione, alla lotta contro la circoncisione femminile. Propongono di cominciare con il ridurre i suoi rischi, facendola effettuare da un medico, e autorizzando solo il tipo più leggero di circoncisione; in seguito si procederà all'interdizione totale. Inoltre, bisognerà prima lottare contro la circoncisione femminile, per poi poter lottare contro la circoncisione maschile.

Se vogliamo riassumere i differenti testi, internazionali e occidentali, e le posizioni delle ONG, opposti alla circoncisione femminile, si può dire che formulino le seguenti richieste:

-    Vietare tutte le forme di circoncisione femminile, che non abbiano ragioni terapeutiche.

-    Vietare al personale medico e paramedico di praticare la circoncisione femminile, e punirlo se la pratica.

-    Sanzionare con delle pene i genitori che circoncidono le loro figlie, a titolo di esempio per gli altri.

-    Imporre un controllo sul viaggio degli immigrati, poiché c'è il rischio che facciano circoncidere le loro figlie nei loro paesi d'origine. Ai tipi

---

[1]   Al-Fanjari: Al-khitan, p. 50.

d'immigrati a rischio, bisognerebbe vietare di portare con loro le loro figlie, nei loro paesi di origine.

- Vincolare la concessione del permesso di soggiorno nei paesi occidentali, alla condizione di rispettare l'integrità fisica delle figlie.

- Informare i nuovi immigrati, al momento della loro entrata, che la circoncisione femminile è vietata.

- Interrompere l'aiuto economico ai paesi che continuino a praticare la circoncisione femminile.

- Concedere l'asilo politico, o il permesso di soggiorno a titolo umanitario, alle donne che temano la circoncisione per loro stesse, o per le loro figlie, in caso di rinvio nei loro paesi.

Da ciò che precede, si costata che il legislatore occidentale e internazionale abbia preso posizione in merito alla circoncisione femminile, in modo deciso, rifiutando il ricorso alla regola di progressione.

Il legislatore sudanese ha invece adottato la regola della progressione, vietando la circoncisione faraonica e permettendo la circoncisione sunnah, praticabile sia da medici che da non medici. Un atteggiamento quasi identico è stato adottato dal legislatore egiziano, che nella decisione del 19 ottobre 1994, ha autorizzato la circoncisione femminile leggera, da effettuarsi negli ospedali pubblici. Questa posizione ha sollevato un moto di protesta generale, in Egitto e in Occidente, negli ambienti in cui ci si oppone a questa pratica. Come abbiamo visto, il Ministro della sanità ha dovuto rivedere le sue decisioni, vietando ogni forma di circoncisione, anche se effettuata negli ospedali. Tra gli oppositori alla circoncisione femminile, si citano in particolare: Nawal Al-Saadawi[1] e Seham 'Abd-al-Salam[2]. Di fronte all'opposizione rigorosa, alcuni preferirebbero che venisse adottata la regola della progressione. Così, il Dr Al-Fanjari scrive:

> È necessario promulgare delle leggi per tappe, permettendo, in primo luogo, soltanto la pratica della circoncisione da parte di medici, da svolgersi in modo ufficiale, e purché i medici sensibilizzino gli utenti prima di operarli. Poi, si procederà ad emettere una legge rigorosa e finale, se dovesse presentarsi la necessità di farlo, quando l'usanza sarà già morta e sepolta. La legge avrà allora lo scopo di impedire una rivolta da parte di ciarlatani, interessati al profitto materiale che potrebbero trarre da questa usanza[3].

Al-Fanjari cita il professore di chirurgia pediatrico 'Adil Lutfi, membro della Commissione che aveva stabilito il decreto 74/1959. Lutfi scrive:

> Durante i miei quarant'anni da chirurgo pediatra, non ho mai riprovato un sentimento di disgusto, simile a quello che ho provato, all'inizio della mia attività, quando la madre di una ragazza mi minacciò di rivolgersi a un barbiere, se non avessi circonciso la figlia. Ebbi allora pietà della ragazza, e

---

[1]   Al-Saadawi: Hawla risalat al-tabibah al-shabbah, p. 8.
[2]   Nadwat khitan al-inath, p. 45-46.
[3]   Al-Fanjari: Al-khitan, p. 55-56.

la circoncisi, ma amputando solamente il prepuzio, senza toccare il clitoride, esattamente come si fa con la circoncisione maschile. Feci questo per dare alla madre una certa tranquillità psicologica, e per risparmiare alla ragazza i rischi legati ad un'operazione effettuata da un ignorante[1].

In opposizione alle opinioni precedenti, ci sono persone che si chiedono se sia necessario emanare una legge che vieti la circoncisione. Il rabbino Moshe Rothenberg, un oppositore della circoncisione maschile, il quale ha lasciato suo figlio intatto, dice:

La soluzione, per mettere fine alla circoncisione nella cultura ebraica e nelle altre culture, non può basarsi su di un'imposizione, legale o d'altro tipo, anche se si tratta di abuso su fanciullo. Amare, educare e aiutare gli ebrei, al fine di creare un mondo più sicuro per loro, su differenti fronti, e permettere che si prenda coscienza dei bisogni dei neonati, permetterà di realizzare lo scopo che tutti cerchiamo di raggiungere. Siate amici degli ebrei e delle altre minoranze. È solamente attraverso una profonda sollecitudine che questo problema si risolverà da sé. Sollecitudine verso quelli che perpetrano la circoncisione, verso i genitori e verso la nostra beneamata comunità dei figli[2].

C'è una posizione africana che rifiuta la promulgazione di leggi che vietino la circoncisione femminile. Così Nahid Toubia scrive:

Il gruppo che tenti di legiferare contro la circoncisione dovrebbe riflettere due volte, prima di scegliere l'approccio legale, al fine di raggiungere la comunità. Mentre le leggi sono molto importanti per affermare una politica utile alla società, le leggi sole non assicurano il cambiamento della società. Sebbene un cambiamento nelle leggi, o una decisione giudiziale, sostenuti pubblicamente, possano essere uno strumento importante per il cambiamento della società, una legge punitiva o una decisione giudiziale, emesse al momento sbagliato, potrebbero creare animosità sociale, e condurre a battaglie giuridiche interminabili[3].

Certi temono che l'interdizione legale della circoncisione spinga la gente a praticare la circoncisione nella clandestinità, coi rischi che ciò comporterebbe. Si sa che quando le autorità britanniche vietarono la circoncisione faraonica in Sudan, le famiglie si precipitarono a far circoncidere le loro figlie, anche se troppo giovani, prima dell'entrata in vigore della legge. E dopo l'entrata in vigore della legge, e l'arresto della prima ostetrica, le famiglie continuarono a circoncidere le loro figlie nella clandestinità, senza osare rivolgersi ai medici, in caso di complicazioni[4].

Coloro che sono favorevoli alla promulgazione di una legge contro la circoncisione femminile, lo fanno perché la considerano utile, anche se non applicabile. Dr Seham 'Abd-al-Salam scrive:

---

[1]   Ivi, p. 61.
[2]   Rothenberg: Ending circumcision.
[3]   Toubia: Evolutionary cultural ethics, p. 6.
[4]   Giorgis: Female circumcision, p. 39-40. V. anche Assaad: Female circumcision, p. 40.

Certo la legge non risolverà il problema, ed è necessario sensibilizzare la gente. Ma esistono molte leggi che la gente non rispetta, come quella che vieta la consumazione di droga. Ora, tali leggi esistono perché la società ha diritto ad avere leggi simili. Certo il diritto non risolverà il problema, ma sarà un fattore ausiliario per coloro che tentino di risolvere questo problema[1].

5) Circoncisione e asilo politico

L'Alto commissariato per i profughi[2] e Amnesty International[3] chiedono che si accordi l'asilo politico alle donne che scappano dai loro paesi, per paura di subire, loro o le loro figlie, la circoncisione femminile. Ora, poche donne hanno ottenuto l'asilo politico per questa ragione. Per esempio negli Stati Uniti, non ci sono state che due donne, e in Germania una sola donna.

Per ottenere l'asilo politico, occorre, secondo l'articolo 1 della Convenzione sullo statuto dei rifugiati, che la persona provi "d'essere perseguitato per la sua razza, la sua religione, la sua cittadinanza, la sua appartenenza a un determinato gruppo sociale o le sue opinioni politiche". Ora la circoncisione femminile non rientra in una di queste categorie. Si aggiunge che questa persecuzione non sia legata allo Stato, ma alla famiglia. Si è risolta la questione dicendo che le donne appartengano a un gruppo speciale, quello delle donne che rifiutano di farsi circoncidere, e che la circoncisione è imputabile allo Stato, poiché esso rifiuta, o è incapace di prendere delle misure utili a proteggere le donne da questa pratica. Alcuni Stati rifiutano tuttavia di accordare l'asilo politico anche a donne che provengono da paesi aventi delle leggi che vietano la circoncisione femminile.

Se gli Stati negano di accordare l'asilo politico a queste donne, certi permettono tuttavia a queste donne di rimanere nel paese per ragioni umanitarie, in virtù dell'articolo 4 della Convenzione contro la tortura, che chiede a ogni Stato Parte di badare affinché "qualsiasi atto di tortura costituisca un reato a tenore del suo diritto penale" e che "tali reati vanno resi passibili di pene adeguate che ne prendano in considerazione la gravità". Il par. 1 dell'articolo 3 di questa convenzione aggiunge:

> Nessuno Stato Parte espelle, respinge né estrada una persona verso un altro Stato qualora vi siano serie ragioni di credere che in tale Stato essa rischia di essere sottoposta a tortura.

Segnaliamo qui che gli oppositori della circoncisione femminile chiedono la concessione dell'asilo politico a tutte le donne che rischino di essere circoncise, indipendentemente dal tipo, leggero o grave, di circoncisione.

Gli oppositori della circoncisione maschile chiedono, in nome del principio di non discriminazione, che gli uomini e i figli maschi, minacciati di circoncisione, possano ottenere anch'essi l'asilo politico. E infatti, la Germania ha accordato, il 5 novembre 1991, l'asilo politico a un giovane turco di religione cristiana. Se fosse stato respinto in Turchia, questo giovane avrebbe dovuto prestare servizio

---

[1]   Nadwat khitan al-inath, p. 46.

[2]   Crawley: Women as asylum seekers, p. 71.

[3]   www.fgmnetwork.org/eradication/state/ai.html e
      www.amnesty.org//ailib/intcam/femgen/fgm6.htm.

nell'esercito turco. Là, i non circoncisi sono oggetto di violenza da parte dei loro colleghi musulmani, che attaccano gli organi sessuali dei non circoncisi, i quali altrimenti vengono comunque talvolta circoncisi a forza, dai medici dell'esercito. I giovani cristiani non hanno possibilità di essere protetti dallo Stato contro queste violenze. Il tribunale tedesco ha riferito della presenza di numerosi casi del genere. Esso considera questa pratica come una persecuzione politica, ai sensi dell'articolo 16 della Costituzione tedesca. In quanto membro della comunità cristiana che non pratica la circoncisione, il giovane in questione ha dunque avuto diritto ad ottenere l'asilo politico in Germania[1].

---

[1]   Sulla circoncisione e l'asilo politico, v. Aldeeb Abu-Sahlieh: Circoncision, p. 498-508.

Bibliografia

Ci limitiamo in questa bibliografia a segnalare i lavori e i documenti citati nelle note. Indichiamo per quanto possibile la data di decesso degli autori, secondo l'era cristiana, perché il lettore possa localizzarli nel tempo. Per la trascrizione, vedere le "Osservazioni generali" all'inizio del presente libro. La lettera 'ayn (') iniziale non viene considerata nell'ordine alfabetico, ma viene invece presa in considerazione la lettera che la segue.

'Abd-al-Raziq, Abu-Bakr: Al-khitan: ra'y al-din wal-'ilm fi khitan al-awlad wal-banat, Dar al-i'tisam, il Cairo, 1989.

'Abd-al-Salam, Seham: Khitan al-inath bi-aydi al-atibba intihak li-adab al-mihnah, in: Nadwat khitan al-inath (v. la bibliografia), p. 25-30.

'Abduh, Muhammad (d. 1905): Tafsir al-manar, Dar al-ma'rifah, Beirut, 1980.

Abu-Da'ud (d. 888): Sunan Abu-Da'ud, in: Al-kutub al-sittah, Dar al-salam, Riad, 1999.

'Afifi, Muhammad: Murshid al-hayran fi 'amaliyyat al-khitan, in: Majallat al-hilal, aprile 1971, p. 120-126. Testo nell'annesso 21 in: Aldeeb Abu-Sahlieh: Khitan (v. la bibliografia).

Ahmad, Anwar: Ara' 'ulama' al-din al-islami fi khitan al-inath, Al-jam'iyyah al-masriyyah lil-wiqayah min al-mumarasat al-darrah, il Cairo, 1989.

Al-'Adawi, 'Abd-al-Rahman: Khitan al-banat, in: 'Abd-al-Raziq: Al-khitan (v. la bibliografia), p. 97-98.

Al-'Amili, Muhammad (d. 1692): Al-lam'ah al-dimashqiyyah, Mu'assassat al-a'lami, Beirut, s. d.

Al-'Amili, Muhammad (d. 1692): Wasa'il al-shi'ah ila tahsil masa'il al-shari'ah, Al-maktabah al-islamiyyah, Teheran, 1982.

Al-Ansari, Shams-al-Din (d. 1596): Nihayat al-mihtaj fi sharh al-minhaj, Maktabat Al-Halabi, il Cairo, s.d.

Al-'Awwa, Muhammad Salim: Khitan al-banat laysa sunnah wa-la makrumah, in: Jaridat al-sha'b, 18 novembre 1994. Testo anche in: Ramadan: Khitan al-inath (v. la bibliografia), p. 13-24 e nell'annesso 12 in: Aldeeb Abu-Sahlieh: Khitan (v. la bibliografia).

Al-Baji, Abu-al-Walid (d. 1081): Kitab al-muntaqa sharh Muwatta' al-imam Malik, Matba'at dar al-sa'adah, il Cairo, 1332 h.

Al-Banna, Muhammad: Ra'y, in: Majallat liwa' al-islam, no 1, anno 5, 1951, in: 'Abd-al-Raziq: Al-khitan (v. la bibliografia), p. 79-80.

Al-Bar, Muhammad 'Ali: Al-khitan, Dar al-manar, Jeddah, 1994.

Al-Bayhaqi, Abu-Bakr (d. 1066): Al-sunan al-kubra, Dar al-kutub al-'ilmiyyah, Beirut, 1994.

Al-Bayhaqi, Abu-Bakr (d. 1066): Ma'rifat al-sunan wal-athar, Jami'at al-dirasat al-islamiyyah, Karachi, 1991.

Albucasis (d. 1036): On surgery and instruments, The Welcome Institute of the history of medicine, Londra, 1973.

Al-Bukhari (d. 870): Sahih Al-Bukhari, in: Al-kutub al-sittah, Dar al-salam, Riad, 1999.

Aldeeb Abu-Sahlieh, Sami Awad: Circoncision masculine, circoncision féminine: débat religieux, médical, social et juridique, L'Harmattan, Parigi, 2001.

Aldeeb Abu-Sahlieh, Sami Awad: Khitan al-dhukur wal-inath 'ind al-yahud wal-masihiyyin wal-muslimin: al-jadal al-dini, Riad El-Rayyes, Beirut, 2000.

Al-Fanjari, Ahmad Shawqi: Al-khitan fi al-tib wa fi al-din wa fi al-qanun, Dar al-amin, il Cairo, 1995.

Al-Ghawwabi, Hamid: Khitan al-banat bayn al-tib wal-islam, in: Majallat liwa' al-islam, no 7, 8 e 11, anno 11, 1951, in: 'Abd-al-Raziq: Al-khitan (v. la bibliografia), p. 49-63.

Al-Jahidh, Abu-'Uthman (d. 868): Kitab al-hayawan, Dar al-jil, Beirut, 1996.

Al-Jamal, Abu-al-'Ala Kamal 'Ali: Nihayat al-bayan fi ahkam al-khitan, Maktabat al-imam, Al-Mansurah, 1995.

Al-Kalini, Abu-Ja'far (d. 941): Al-furu' min al-kafi, Dar al-kutub al-islamiyyah, Teheran, 1981.

Al-Mahdawi, Mustafa Kamal: Al-bayan bil-Qur'an, Al-dar al-jamahiriyyah lil-tawzi' wal-i'lan, Casablanca, 1990. Testo nell'annesso 22 in: Aldeeb Abu-Sahlieh: Khitan (v. la bibliografia).

Al-Mannawi, Muhammad (d. 1622): Fayd al-qadir sharh al-jami' al-saghir, Dar al-ma'rifah, Beirut, 1995.

Al-Marsafi, Sa'd: Ahadith al-khitan hijjiyyatuha wa-fiqhuha, Maktabat al-manar al-islamiyyah, Kuwait, 1994.

Al-mumarasat al-taqlidiyyah al-darrah bi-sihhat al-mar'ah wal-tifl, Dalil mukafahat khitan al-inath, Jam'iyyat tandhim al-usrah, il Cairo, s.d.

Al-muntakhab min al-sunnah, Al-majlis al-a'la lil-shu'un al-islamiyyah, il Cairo, 1992.

Al-Musuli Ibn Mawdud, 'Abd-Allah (d. 1284): Al-ikhtiyar li-ta'lil al-mukhtar, Dar al-ma'rifah, Beirut, s.d.

Al-Najjar, 'Abd-al-Rahman: Mawqif al-islam min khitan al-inath, Al-jam'iyyah al-masriyyah lil-wiqayah min al-mumarasat al-darrah, il Cairo, 4ª ed., 1990.

Al-Nawawi, Abu-Zakariyya (d. 1277): Al-majmu' sharh al-muhadhdhab, Dar al-fikr, Beirut, 1990.

Al-Nazawi, Abu-Bakr (d. 1162): Al-musannaf, Wazarat al-turath, Muscat, s.d.

Al-Qadiri, 'Abd-al-Rahman: Al-khitan bayn al-tib wal-shari'ah, Dar Ibn-al-Nafis, Damasco, 1996.

Al-Qurtubi (1272): Al-jami' li-ahkam al-Qur'an, Al-hay'ah al-masriyyah al-'ammah lil-kitab, il Cairo, 1987.

Al-Razi, Al-Fakhr (d. 1209): Al-tafsir al-kabir, Dar al-kutub al-'ilmiyyah, Teheran, 1978.

Al-Saadawi, Nawal: Al-mar'ah wal-sira' al-nafsi, Maktabat Madbuli, il Cairo, 1983.

Al-Saadawi, Nawal: Awqifu khitan al-dhukur, in: Rose Al-Yusuf, 21 dicembre 1998.

Al-Saadawi, Nawal: Haqa'iq al-tib al-jadidah fi al-Wilayat al-muttahidah hawl khitan al-dhukur wal-inath, in: October, no 954, 5 febbraio 1995, p. 70.

Al-Saadawi, Nawal: Hawl risalat al-tabibah al-shabbah, in: Al-Ahram, 18 maggio 1995, p. 8.

Al-Saadawi, Nawal: Marrah ukhra hawl risalat al-tabibah al-shabbah, in: Al-Ahram, 7 giugno 1995, p. 8.

Al-Saadawi, Nawal: The hidden face of Eve, women in the arab world, Zed Press, Londra, 1980.

Al-Saghir, Jamil 'Abd-al-Baqi: Khitan al-inath bayn al-ibahah wal-tajrim, 2ª ed., s. e., il Cairo, 1995.

Al-Shawkani, Muhammad (d. 1834): Fath al-qadir al-jami bayn fannay al-riwayah wal-dirayah min 'ilm al-tafsir, Dar al-ma'rifah, Beirut, 1979.

Al-Shawkani, Muhammad (d. 1834): Nayl al-awtar min ahadith sayyid al-akhyar, sharh muntaqa al-akhbar, Dar al-jil, Beirut, s.d. Testo nell'annesso 2 in: Aldeeb Abu-Sahlieh: Khitan (v. la bibliografia).

Al-Shaykh Al-Saduq, Abu-Ja'far (d. 991): 'Ilal al-shara'i', Dar al-balaghah, Beirut, s.d.

Al-Sukkari, 'Abd-al-Salam 'Abd-al-Rahim: Khitan al-dhakar wa-khifad al-untha min mandhur islami, Dar al-manar, Heliopolis, 1988.

Al-Tabari, Muhammad (d. 923): Tafsir Al-Tabari, Dar al-fikr, Beirut, 3ª ed., 1978.

Al-Tabari, Muhammad (d. 923): Tarikh Al-Tabari, 'Iz-al-Din, Beirut, 3ª ed., 1992.

Al-Tubrusi, Al-Fadl (d. 1153): Makarim al-akhlaq, Mu'assasat Al-A'lami lil-matbu'at, Beirut, 1994.

Al-Tubrusi, Al-Fadl (d. 1153): Tafsir jawam' al-jam'i, Teheran, 1989.

Al-Tusi, Abu-Ja'far (d. 1067): Al-nihayah fi mujarrad al-fiqh wal-fatawa, Intisharat Quds Muhammadi, Qum, 1985.

'Ammar, Rushdi: Al-adrar al-sihhiyyah al-natijah 'an khitan al-banat, in: Al-halaqah al-dirasiyyah an al-intihak al-badani li-sighar al-inath, 14-15 ottobre 1979, Jam'iyyat tandhim al-usrah, il Cairo, 1979, p. 44-53.

Anba Gregorius: Al-khitan fi al-masihiyyah, Lajnat al-nashr lil-thaqafah al-qubtiyyah al-urthudhuksiyyah, Al-Fajjalah, 1988.

Anba Gregorius: Al-qiyam al-ruhiyyah fi sir al-ma'mudiyyah, 2 vol., Lajnat al-nashr lil-thaqafah al-qubtiyyah al-urthudhuksiyyah, Al-Fajjalah, 1988.

As'ad, Maurice: Al-asl al-usturi li-khitan al-inath fi al-'usur al-far'uniyyah, s. ed., il Cairo, 1005.

As'ad, Maurice: Khitan al-banat min mandhur masihi, Jam'iyyat tandhim al-usrah, il Cairo, s.d.

Assaad, Marie: Female circumcision in Egypt; current research and social implications, American University in Cairo, Social research Centre, il Cairo, 1979.

Bagatti, Bellarmino: L'Église de la circoncision, Pères franciscains, Gerusalemme, 1967.

Barth, M. Lewis (ed.): Berit mila in the reform context, Berit mila board of reform judaism, (s.l.), 1990.

Bigelow, D. Jim: Evangelical christianity in America and its relationship to infant male circumcision, in: Denniston; Hodges; Milos: Male and female circumcision (v. la bibliografia), p. 173-177.

Bigelow, Jim: The joy of uncircumcising, Hourglass, Aptos, 2ª ed., 1995.

Boyd, Billy Ray: Circumcision exposed, rethinking a medical and cultural tradition, The Crossing Press, Freedom, 1998.

Bruce, James: Voyage aux sources du Nil en Nubie et en Abyssinie, 1768-1772, Londra, 1790-1792.

Burmester, O. H. E.: The sayings of Michael, metropolitan of Damietta, in: Orientalia Christiana Periodica, vol. II, no I-II, 1936, p. 101-128.

Burt, James C.: Surgery of Love, Carlton Press, Nuova York, 1975.

Cohen, Eugene J.: Guide to Ritual Circumcision and Redemption of the First-Born Son. New York: Ktav, 1984.

Cold, C. J.; Taylor, J.: The prepuce, in: BJU, vol. 83, suppl. 1, gennaio 1999, p. 34-44.

Cook, Robert: Damage to physical health from pharaonic circumcision (infibulazione) of females. A review of the medical literature, in: Traditional practices affecting the health of women and children, Report of a Seminar, Khartum, 10-15 febbraio 1979, p. 53-69.

Crawley, Heaven: Women as asylum seekers, in: A legal handbook, immigration law, Practitioners' association and refugee action, Londra, 1997.

Cyrille d'Alessandrie (d. 444): Lettres festales, Cerf, Parigi, 1991.

Da'ud, Al-Amin: Al-khifad al-far'uni, in: Al-Sabbagh, Muhammad Ibn Lutfi: Al-hukm al-shar'i fi khitan al-dhukur wal-inath, Munadhdhamat al-sihhah al-'alamiyyah, Al-Maktab al-iqlimi, Alessandria, 1995, p. 19-25.

Denniston, George C.: Circumcision: an iatrogenic epidemic, in: Denniston; Milos: Sexual mutilations (v. la bibliografia), p. 103-109.

Denniston, George C.; Milos, Marilyn Fayre (ed.): Sexual mutilations a human tragedy, Plenum Press, Nuova York e Londra, 1997.

Dictionnaire d'archéologie chrétienne et de liturgie, tomo 3, parte 2, Librairie Letouzey, Parigi, 1914.

Elmaqor, Shimon: *The abolition of circumcision by Israel*, dans: *The Messiah's advocate*, octobre 1997, p. 6-9.

Female genital mutilation, an overview, OMS, Ginevra, 1998.

Fink, Aaron J.: A possible explanation for heterosexual male infection with AIDS, in: New England Journal of Medicine, 1986, 315, p. 1167.

Fink, Aaron J.: Circumcision: a parent's decision for life, Kavanah Publishing, Los Altos (CA), 1988.

Fleiss, Paul M.: An analysis of bias regarding circumcision in american medical literature, in: Denniston; Hodges; Milos: Male and female circumcision (v. la bibliografia), p. 379-402.

Fleiss, Paul M.: Where is my foreskin? The case against circumcision, in: Mothering, inverno 1997, p. 39.

Freeman, M.: A child's right to circumcision, in: BJU, vol. 83, suppl. 1, gennaio 1999, p. 74-78.

Gairdner, Douglas: The fate of the foreskin, a study of circumcision, in: British Medical Journal, 1949, vol. 2, p. 1433-1437.

Galpaz-Feller, Pnina: The stela of King Piye: a brief consideration of clean and unclean in Ancient Egypt and the Bible, in: Revue biblique, vol. 102, 1995, p. 506-521.

Ganzfried, Chlomoh: Abrégé du choul'hane aroukh, Librairie Colbo, Parigi, 4ª ed., 1983.

Gayman, Dan: Lo, children... our heritage from God, Church of Israel, Schell City, 1991.

Giorgis, Belkis Wolde: Female circumcision in Africa, Economic commission for Africa, United Nations, 1981 (St/ECA/ATRCW/81/02).

Glass, J. M.: Religious circumcision: a jewish view, in: BJU, vol. 83, suppl. 1, gennaio 1999, p. 17-21.

Goldman, Ronald: Circumcision the hidden trauma, how an american cultural practice affects infants and ultimately us all, Vanguard publications, Boston, 1997.

Greek papyri of the British Museum, British Museum, Londra, vol. 1, 1893.

Hecht, Esther: The cutting edge, in: The Jerusalem Post Magazine, 27 febbraio 1998, p. 13-15.

Hérodote (d. v. 424 avanti Cristo): Histoires, Belles Lettres, Parigi, 1972.

Hodges, Frederick: A short history of the institutionalization of involuntary sexual mutilation in the United States, in: Denniston; Milos: Sexual mutilations (v. la bibliografia), p. 17-40.

Hosken, Fran P.: The Hosken Report, genital and sexual mutilation of females, Women's International Network News, Lexington, 4ª ed., 1994.

Ibn-Abi-al-Dunya, 'Abd-Allah (d. 894): Kitab al-'iyal, Dar al-wafa, Al-Mansurah, 1997.

Ibn-al-'Arabi, Abu-Bakr (d. 1148): Ahkam al-Qur'an, Dar al-fikr, Beirut, 1972.

Ibn-al-'Assal, Al-Safi Abu-al-Fada'il (d. v. 1265): Al-majmu' al-safawi, il Cairo, 1908.

Ibn-al-Haj: Abu 'Abd-Allah (d. 1336): Al-madkhal, Dar al-turath, il Cairo, s.d.

Ibn-al-Jallab, 'Ubayd-Allah (d. 988): Al-tafri', Dar al-gharb al-islami, Beirut, 1987.

Ibn-'Asakir, 'Ali (d. 1176): Tabyin al-imtinan bil-amr bil-khitan, Dar al-sahabah lil-turath, Tanta, 1989.

Ibn-Hajar, Ahmad (d. 1449): Fath al-bari bi-sharh sahih al-imam Al-Bukhari, Idarat al-buhuth al-'ilmiyyah, Riad, s.d.

Ibn-Hanbal (d. 855): Musnad Ibn-Hanbal, Bayt al-afkar al-dawliyyah, Riad, 1998.

Ibn-Hazm, 'Ali (d. 1064): Al-Muhalla, Dar al-afaq al-jadidah, Beirut, s.d.

Ibn-Kathir, Isma'il (d. 1373): Tafsir al-Qur'an al-'adhim, Dar al-ma'rifah, Beirut, 1980.

Ibn-Qayyim Al-Jawziyyah, Shams-al-Din (d. 1351): Tuhfat al-mawdud bi-ahkam al-mawlud, Mu'assasat al-rayyan, Beirut, s.d. Testo nell'annesso 1 in: Aldeeb Abu-Sahlieh: Khitan (v. la bibliografia).

Ibn-Qudamah, Abu-Muhammad 'Abd-Allah (d. 1223): Al-mughni, Dar al-kitab al-'arabi, Beirut, 1983.

Ibn-Taymiyyah (d. 1328): Fatawa al-nisa, Dar al-qalam, Beirut, 1991

Ibn-Taymiyyah (d. 1328): Fiqh al-taharah, Dar al-fikr al-'arabi, Beirut, nuova ed., 1991.

Ibrahim, Najashi 'Ali: Al-khitan fi al-shari'ah al-islamiyyah, Al-maktabah al-tawfiqiyyah, il Cairo, 1997.

Isenberg, Seymour; Elting, L. Melvin: A guide to sexual surgery, in: Cosmopolitan, vol. 181, no. 5, novembre 1976. p. 104-108.

Jad-al-Haq, Jad-al-Haq 'Ali: Khitan al-banat, in: Al-fatawa al-islamiyyah min dar al-ifta' al-masriyyah, Wazarat al-awqaf, (il Cairo), vol. 9, 1983, p. 3119-3125.

Janssen, Rosalind M. e Jack J.: Growing up in Ancient Egypt, Rubicon Press, Londra, 1990.

Kasser, Rodolphe: L'Évangile selon Thomas, présentation et commentaire théologique, Delachaux et Niestlé, Neuchâtel, 1961.

Kellison, Catherine: $100 Surgery for a million dollar sex life, in: Playgirl, vol. 2, no. 12, maggio 1975, p. 52.

Kellison, Catherine: Circumcision for women the kindest cut of all, in: Playgirl, vol. 1, no. 5, ottobre 1973, p. 76, 124.

Kenyatta, Jomo (d. 1978): Au pied du mont Kenya, Maspero, Parigi, 1967.

La Bible de Jérusalem, Cerf, Parigi, 1984.

Laumann, E. O. (et al.): Circumcision in the United States: prevalence, prophylactic effects, and sexual practice, in: JAMA, 1997, 277, p. 1052-1057.

Les conciles œcuméniques, Cerf, Parigi, 1994.

Leslau, Wolf: Coutumes et croyances des Falachas (juifs d'Abyssinie), Institut d'ethnographie, Parigi, 1957.

Lewis, Joseph: Al-khitan dalalah isra'iliyyah mu'dhiyah, trad. 'Isam-al-Din Hafni Nasif, Dar matabi' al-sh'ab, il Cairo, 1971.

Lewis, Joseph: In the name of humanity, Eugenics publishing company, Nuova York, 1949.

Maïmonide, Moïse (d. 1204): Le guide des égarés, trad. Salomon Munk, Verdier, Lagrasse, 1979.

Malik (d. 795): Muwatta, narrated by Ibn-Kathir, trad. F. Amir Zein Matraji, Dar al-fikr, Beirut, 1994.

Marx, Emanuel: Circumcision feasts among the Negev Bedouins, in: Middle East Studies, 4, 1973, p. 411-427.

McMillen, S. I. M.: None of these diseases, revised by David E. Stern, Revell, Grand Rapids, 15ª ed., 1995.

Meinardus, Otto F. A.: Christian Egypt: faith and life, The American University in Cairo Press, il Cairo, 1970.

Mestiri, Saïd: Abulcassis, Abulqacim Khalef Ibn Abbès Az-Zahraoui, grand maître de la chirurgie arabe, Arcs Éditions, Tunisi, 1997.

Muslim (d. 874): Sahih Muslim, in: Al-kutub al-sittah, Dar al-salam, Riad, 1999.

Mu'tamar al-sihhah al-injabiyyah, warshat 'amal hawl khitan al-inath, 25-26 marzo 1995, il Cairo, s.d.

Mutilations sexuelles féminines, rapport d'un groupe de travail technique, OMS, Ginevra, 17-19 luglio 1995.

Nadwat khitan al-inath, Markaz al-Nadim, il Cairo, 2 dicembre 1994.

Nefzaoui (d. 1324): Il giardino profumato, in: I capolavori della letteratura erotica, Alberto Peruzzo editore, Sesto San Giovanni, s.d., p. 179-371.

Origène (d. 254): Homélie sur la Genèse, Cerf, Parigi, 1985.

Øster, Jakob: Further fate of the foreskin: incidence of preputial adhesions, phimosis, and smegma among Danish schoolboys, in: Arch Dis Child, 1968, 43, p. 200-203.

Pasha, Hasan Shamsi: Asrar al-khitan tatajalla fi al-tib al-hadith, Maktabat al-sawadi, Jeddah, 2ª ed., 1993.

Philon d'Alessandria (d. 54): De specialibus legibus, Cerf, Parigi, 1975.

Philon d'Alessandria (d. 54): Quaestiones et solutiones in Genesim, Cerf, Parigi, 1984.

Plutarque (d. v. 125): Œuvres morales, tome V, 2ª parte, Isis et Osiris, Belles Lettres, Parigi, 1988.

Prescott, James W.: Genital pain vs. genital pleasure: Why the one and not the other? in: The Truth Seeker, July-August 1989, 1, p. 14-21

Price, Christopher: Male non-therapeutic circumcision: the legal and ethical issues, in: Denniston; Hodges; Milos: Male and female circumcision (v. la bibliografia), p.425-454.

Ramadan, Muhammad: Khitan al-inath, dirasah 'ilmiyyah al-shar'iyyah, Dar al-wafa, Al-Mansurah, 1997.

Rashid, Nur Al-Sayyid: Wida'an lil-khilaf fi amr al-khitan, Dar al-wafa, Al-Mansurah, 1995. Testo nell'annesso 13 in: Aldeeb Abu-Sahlieh: Khitan (v. la bibliografia).

Ravich, Abraham: Preventing VD and cancer by circumcision, Philosophical Library, Nuova York, 1973.

Ravich, Abraham: The relationship of circumcision to cancer of the prostate, in: Journal of Urology, 1942, 48, p. 298-299.

Ravich, Abraham; Ravich, R. A.: Prophylaxis cancer of the prostate, penis and cervix by circumcision, in: New York State Journal of Medicine, 1951, 51:1519-20.

Rickwood, A. M. K.: Medical indications for circumcision, in: BJU, vol. 83, suppl. 1, January 1999, p. 45-51.

Ritter, Thomas J.: Say no to circumcision, Hourglass, Aptos, 1992.

Romberg, Henry C.: Bris milah, a book about the jewish ritual of circumcision, Feldheim, Gerusalemme e Nuova York, 1982.

Romberg, Rosemary: Circumcision, the painful dilemma, Bergin e Garvey Publishers, Massachusetts, 1985.

Rothenberg, Moshe: Ending circumcision in the jewish community? Second international symposium on circumcision, San Francisco, 30 aprile – 3 maggio 1991, in: http://www.nocirc.org/symposia/second/rothenberg.html.

Salim, Muhammad Ibrahim: Dalil al-hayran fi hukm al-khifad wal-khitan kama yarah al-fuqaha' wal-atibba, Maktabat al-Qur'an, il Cairo, 1994.

Schoen, E. J.: The status of circumcision of newborns, in: N Engl J Medical, 1990, 322, p. 1308-1312.

Shaltut, Mahmud (1964): Min tawjihat al-islam, Dar al-shuruq, Beirut e il Cairo, 7ª ed., 1983.

Simonsen, J. N. (et al.): Human immunodeficiency virus infection among men with sexually transmitted diseases: experience from a center in Africa, in: N Engl J Med, 1988, 319, p. 274-278.

Soubhy, Saleh: Pèlerinage à la Mecque et à Médine, Imprimerie nationale, Cairo, 1894.

Strabon (d. 21 ou 25): Géographie de Strabon, Hachette, Parigi, 1909.

Taha, Mahmud Ahmad: Khitan al-inath bayn al-tajrim wal-mashru'iyyah, Dar al-nahdah al-'arabiyyah, il Cairo, 1995.

Thomas d'Aquin (d. 1274): Somme théologique, Cerf, Parigi, 1984-1986.

Toubia, Nahid: Evolutionary cultural ethics and the circumcision of children, in: Denniston; Hodges; Milos: Male and female circumcision (v. la bibliografia), p. 1-7.

'Uways, Salah Mahmud: Khitan al-inath fi daw qawa'id al-mas'uliyyah al-jina'iyyah wal-madaniyyah fi al-qanun al-masri, Al-jam'iyyah al-masriyyah lil-wiqayah min al-mumarasat al-darrah, il Cairo, 3ª ed., 1996.

Van Howe, Robert S.: Neonatal circumcision and HIV infection, in: Denniston; Hodges; Milos: Male and female circumcision (v. la bibliografia), p. 99-129.

Walden, William D.: Letter to the Editor, in: Playgirl, vol. 3, no. 5, ottobre 1975. p. 6.

Wallerstein, Edward: Circumcision: an american health fallacy, Springer Publishing, Nuova York, 1980.

Warren, John P.: Norm UK and the medical case against circumcision, a British perspective, in: Denniston; Milos: Sexual mutilations (v. la bibliografia), p. 77-83.

Wolbarst, Abraham L.: Circumcision and penile cancer, in: Lancet 1932, 1, p. 150-153.

Wollman, Leo: Female circumcision, in: Journal of the American Society of Psychosomatic Medicine and Dentistry, vol. 20, no. 4, 1973, p. 130-131.

Zoossmann-Diskin, Avshalom; Blustein, Raphi: Challenges to circumcision in Israel: the israeli association against genital mutilation, in: Denniston; Hodges; Milos: Male and female circumcision (v. la bibliografia), p. 345-349.

Indice

www.ingramcontent.com/pod-product-compliance
Lightning Source LLC
Chambersburg PA
CBHW080307180526
45167CB00006B/2706